10 Súper Alimentos que te harán Adelgazar

"Adelgazar Comiendo"

D. José Vargas Padilla

ISBN: 1975732472
ISBN-13: 978-1975732479

DEDICATORIA

A mi madre, a mi padre y a la familia.

A mis amistades y a Berni, la ANTIchef.

A los lectores.

Índice

Índice

Índice

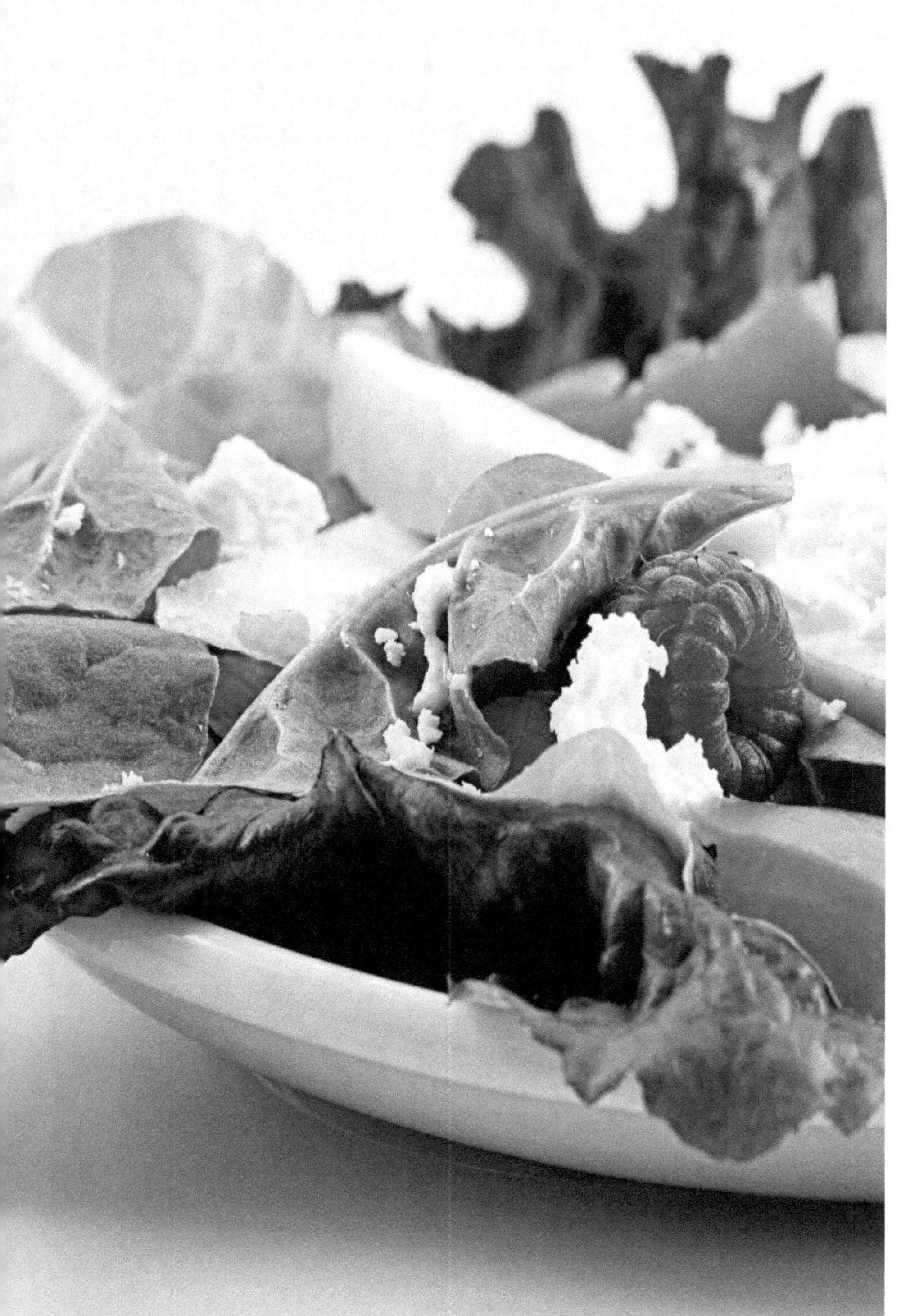

Capítulo 1. PRÓLOGO

Súper Alimentos que nos hacen **Adelgazar**, lo podemos comprar por poco más **de un euro el kilo**, en los **Supermercados o Tiendas de Barrio**, pero tantas **modas televisivas**, tratan **de imponernos** su productos, carísimos...

Bulos y Modas, todos ellos **carísimos y a veces ruinoso** para nuestra cartera, desde la Quínoa hasta las Semillas de Chía, pasando por la Espelta, sin olvidar **tanto Bio, Eco o Natural**, que viene **plastificado desde grandes fabricas industriales**, que de esas características, solo **tienen la publicidad televisiva**, solo para sacar provecho económico de un **grave problema**, la Obesidad.

Ya más de un **50% de la españoles** tiene problemas con el sobrepeso, o como dicen algunos, **OBESIDAD**, y solo hay un país que nos sobrepase, Estados Unidos, pero a este ritmo por poco tiempo.

OTROS?

La información presentada en esta obra es simple material informativo y no sustituye la consulta de cualquier otro profesional.

El autor y el editor están exentos de toda responsabilidad sobre daños y perjuicios, pérdidas o riesgos, personales o de cualquier otra índole, que pudieran producirse por el mal uso de la información aquí proporcionada.

Y sobre todo, a los que lean este libro: "10 Súper Alimentos que nos harán Adelgazar", que espero les sirva para adelgazar comiendo, y si lo desean, pueden aportar ideas y propuestas para su ampliación, para lo cual les dejo mi contacto:

Email: info@guiasupervivenciaenelsuper.com

LIBROS DE LA SERIE "ADELGAZAR COMIENDO"

⇨ **Guía para Adelgazar sin Dietas y Comiendo**: Perder Peso sin Pasar Hambre.

⇨ **Las Recetas Antikilos**.

⇨ **Las Recetas de WokAntiKilos**.

⇨ **Diez Súper Alimentos que te harán Adelgazar**.

⇨ **Café Gourmet para Currantes.** En Amazon y en El Corte Ingles.

OTROS LIBROS DE LA COLECCIÓN UNA CENA EN DOS HORAS.

⇨ **Una Cena Árabe en Dos Horas.**

⇨ **Una Cena Marroquí en Dos Horas.**

⇨ **Una Cena de Túnez en Dos Horas.**

⇨ **Una Cena de Egipto en Dos Horas.**

⇨ **Una Cena de Siria en Dos Horas.**

⇨ **Una Cena del Líbano en Dos Horas.**

⇨ **Una Cena Turquía en Dos Horas.**

⇨ **Una Cena de Persia en Dos Horas.**

⇨ **Una Cena de Palestina & Israel en Dos Horas.**

⇨ **Una Cena Andalusí en Dos Horas.**

OTROS LIBROS DE LA COLECCIÓN EL ARTE ANDALUSÍ.

⇨**El Arte Andalusí. De la Alhambra a la Mezquita de Córdoba.**

⇨**El Arte Andalusí. La Alhambra de Granada.**

⇨**El Arte Andalusí. La Giralda de Sevilla.**

⇨**El Arte Andalusí. Los Reales Alcázares de Sevilla.**

Capítulo 2. LO BÁSICO.

Capítulo 2. LO BÁSICO.

2.1 INTRODUCCIÓN.

"Más Cocina y menos Gym", eso dicen los que saben, y yo comparto dicha opinión, al final estar sano es un **80% lo que comemos** y un 20% lo que hacemos, como típico ejemplo mi Amigo Alfonso, que va dos o tres veces a la semana a hacer deporte, y aún así, no logra controlar esos kilos de más.

⇨ **Deporte o Actividad Física, SI o SI,** nos sube los niveles de endorfinas, y más tengamos, más adelgazamos, en mi Libro:"Guía para Adelgazar Comiendo y sin Pasar Hambre", tienes más información adicional de la importancia de endofinarse y cómo debemos hacerlo.

⇨ Llevar una Vida **Activa e Interesante**, nos elimina el Estrés (un fanático yihadista de los Michelines), y eso se consigue **saliendo a** cafetear, a bailar, a pasear al perro, al cine, viajar, etc.

Y más importante aún, es **CÓMO** COMER...

Capítulo 2. LO BÁSICO.

2.2 CÓMO COMER.

Explicar la evolución del "homus brutus" a "homus ciudad", NO nos daría tiempo en este libro de recetas sanejas, solo recordar, que antiguamente había que **caminar varias horas** para conseguir **algo de comida, correr** para que los **dinosaurios no nos comieran** a nosotros y estar en la **cueva antes** que **anocheciera**, forman parte de **nuestros genes** desde hace cientos de miles de años.

⇨ **Comer cada varias horas** (cuatro de media), un mínimo de cinco al día, cantidades **moderadas,** como hacía el "homusbrutus", nos hará adelgazar.

⇨ **Cenar antes de las 21.00 horas,** como cuando estábamos en la Cueva, nos hace adelgazar, y si de paso apagamos el móvil del "homus ciudad", más aún.

⇨ **Comer alimentos naturales** (frutas, verduras, pescado, algo de carne, etc.) y evitar los alimentos procesados, nos hace adelgazar.

⇨ **Comer variado,** nada de dietas excesivas en carbohidratos y/o proteínas y/o ácidos grasos, sino que sea EQUILIBRADO, es otro de los secretos anti KILOS.

Estas **sencillas reglas en el comer**, te harán ADELGAZAR...

2.3 CÓMO COCINAR.

Con **Pasión**, como si nos hubiéramos **vuelto a enamorar con quince años**… en la vida, en el trabajo y en la Cocina, **requisito básico** para hacer esos platos SANOS y rápidos, que nos harán adelgazar.

⇨ **Cocina para un Batallón**, aunque sólo sea uno en casa, el tiempo escasea si tienes una vida activa, y luego guárdalo en la nevera o congélalo para otro día esos platos más laboriosos.

⇨ **Especias y más especias**, además de darle un aroma especial a tus platos, de sus propiedades medicinales, las especias ADELGAZAN! Ya que sacian nuestro apetito, sobre todas las picantes.

⇨ **Condimenta con productos de calidad**, la diferencia de precio es mínima, y tu paladar te lo agradecerá, aunque tus MICHELINES prefiera el Azúcar, que engorda.

Eso sí, necesitamos unos cacharros cociniles básicos, para ser prácticos y rápidos…

Capítulo 2. LO BÁSICO.

2.4 CACHARROS.

Tener un **equipamiento práctico** (además de bonito), nos hará tener ganas de cocinar más, comer en casa cosas SANEJAS y dejarnos tiempo para pasear.

◈ COCINA ELÉCTRICA o **COCINA A GAS**? primera pregunta… y como respuesta, será como en los **buenos Restaurantes**:

¿Cuáles Tienen?

COCINA A GAS es la respuesta, hará **cambiar los aromas**, y el sabor en el paladar, que nos incitara a **cocinar más y mejor** en casa.

⇨ El **HORNO**. Es **imprescindible** para cocinar PESCADO y POSTRES.

⇨ **WOK.** Cocinarás rápidamente **saludables salteados de verduras y carne**, con un mínimo de aceite.

En IKEA lo venden por unos escasos 5€.

⇨ **TAGINE** (Olla de Barro). Cocinarás **saludables Guisos**, con un mínimo de aceite.

En los CHINOS lo venden por unos 5/10€.

⇨ **OLLA ARROCERA, te permitirá hacer otras actividades, mientras preparas ese Arroz Pilau.**

En LIDL en Ofertas periódicas por unos 20€.

⇨ **OLLA EXPRESS, BATIDORA** y otros aparatejos que te hagan cocinar más rápido y mejor.

Capítulo 2. LO BÁSICO.

2.5 CACHARROS IN.

Los Cacharos IN, son los que debemos evitar en la Cocina, que nos incentivan a COMER MÁS y MAL, existen demasiados, pero alguno de ellos son:

⇨ **MICROONDAS**, solo sirve para calentar comida basura.

⇨ **VASOS DE MEDIO LITRO, que son para beber un batallón.**

⇨ **PLATOS GRANDAZOS,** que son para dar **de comer** a **un OGRO** de Tres TONELADAS.

Utiliza **tamaños pequeños y razonables**, pues sin pensar vaciamos el plato o vaso, aunque NO tengamos GANAS, y es fácil evitar esos excesos.

⇨ **CAFETERAS** tipo George Clooney, que utilizan cápsulas con aditivos y azúcares.

Ya sabes, no gastes tu "plata" en cacharos PROMICHELINES.

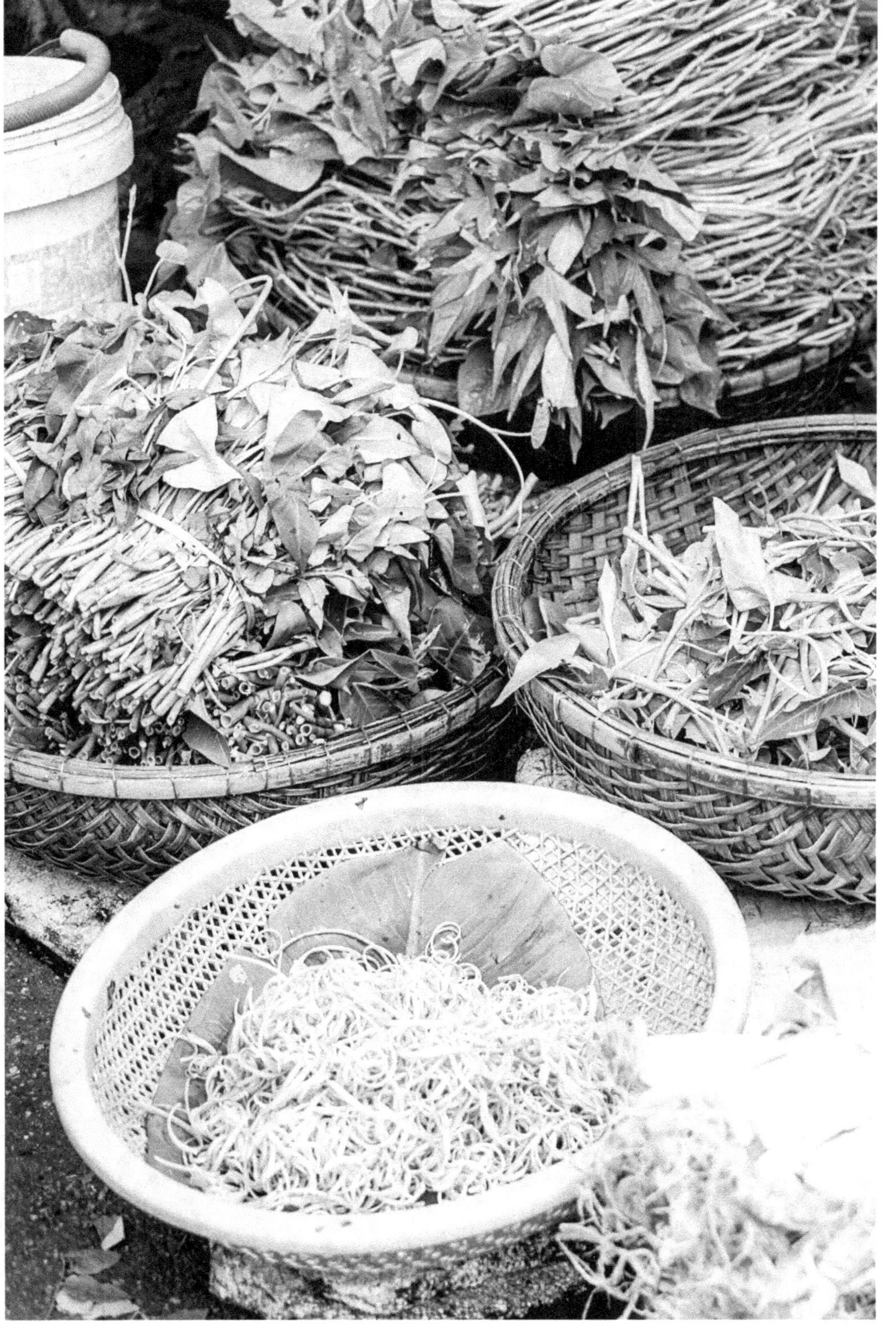

Capítulo 3. ANTIOXIDANTES A 1€: LAS ACELGAS.

3.1 PORQUE?

3.2 COMO COCINARLO.

3.3 LA RECETA.

Capítulo 3. ANTIOXIDANTES A 1€: LAS ACELGAS.

3.1 PORQUE?

Los **famosos antioxidantes,** que previenen grandes males de la civilización occidental, como el alzhéimer o el infarto, que nos venden en **botecitos a 30€ en las para farmacias**, lo podemos encontrar **en múltiples hortalizas y verduras**, y entre ellas destaca **las Acelgas.**

⇨ Las Acelgas, además nos aportan un **sinfín de vitaminas**, siendo la **Vitamina K** con 327.3 mg por cada 100 gr, la más destacada, siempre acompañada de la B, C, E.

Si nos dedicamos a **comprar botes de 20€ de vitaminas en polvo**, solo **dañara a tu bolsillo**, pues si consumimos más de lo que necesita el cuerpo, nuestro metabolismo que es muy listo, **lo expulsara por la orina...**

Gastarse **250 euros al año en botes de vitaminas**, que al final el **cuerpo las expulsara**, es una opción, pero personalmente con ese dinero, otros prefieren **pasar un fin de semana en Praga...**

⇨ **La Fibra**, que vemos en **yogures televisas a precios altísimos**, lo podemos encontrar **en las Acelgas**, que además de regular nuestras **visitas al baño**, hacen que los **niveles de colesterol se vuelvan más normales**, disminuyendo la posibilidad de enfermedades coronarias o infartos, tan frecuentes por el **estilo de vida tan estresante** que solemos llevar...

Cuatro **yogures ricos en fibra**, que nos cuesta **dos euros diarios**, es el equivalente a **100 gramos de acelgas**, que nos venden **a 0,33€**, así que ya sabéis, gastarnos 720€ al año en yogures de marca o 100€ al año en acelgas, para consumir la misma cantidad de fibra.

Mi amiga **Berni prefiere gastarse esos 700€ en yogures**, yo en cambio los **100€ en acelgas**, y de paso, con ese **dinero que ahorre**, comprarme una **cámara profesional Nikon.**

⇨ **Muchos Minerales** nos aporta, entre ellos, **el Hierro**, trayendo más que las espinacas, que tienen una buena fama merecida, y sobre todo, **Magnesio**, que forma parte **vital junto al Calcio**, de nuestros **esqueleto o huesos**, y fortalece nuestros **músculos**, algo que saben los deportistas.

Cantidades razonables de magnesio, nos fortalece, pero un **exceso es un grave perjuicio** para la salud, ya que el cuerpo no lo expulsa, pudiendo provocar **dolores de cabeza o que nuestra concentración sea casi nula**, por ello, esos **botecitos de magnesio de para farmacia o internet,** son un **autentico peligro**, ya no es cuestión de dinero, sino de salud.

Capítulo 3. ANTIOXIDANTES A 1€: LAS ACELGAS.

3.2 COMO COCINARLO.

El método por el cual se conserva **mayor cantidad de** vitaminas, minerales y fibra es **consumiéndolas crudas**, en una **ensalada**, que con **rodajas de tomate y un huevo cocido**, bañadas con **aceite de oliva virgen**, es una atentico manjar.

⇨ Otra opción **es cocerlas**, que aunque **perderemos una parte** de sus nutrientes, es una de mis predilectas, y las recetas son múltiples, desde **sopas a saeteados.**

Primero debemos limpiar **las acelgas con abundante agua**, para eliminar la tierra y otras impurezas, y en paralelo, poner **al fuego una olla** con abundante **agua**, una **pizca de sal** y un **chorreón de aceite de oliva** virgen.

Cuando el **agua empiece a hervir**, añadimos **las acelgas**, bajando el fuego a medio bajo, dejándolas cocer **de cinco a ocho minutos.**

El **último paso**, es **separar el agua de las acelgas** ya cocidas, con un simple colador, pudiendo **conservar parte de esa agua ya rica en vitaminas**, para utilizarlo en la receta que a continuación veremos...

Capítulo 3. ANTIOXIDANTES A 1€: LAS ACELGAS.

3.3 LA RECETA: SALTADO DE ACELGAS.

4 pers. | Fácil | -1 €/pers. | Tiempo: 30 min.

⇨ **Descubriendo:**

La **Acelgas**, ingrediente **súper saludable en la cocina Mediterránea** tradicional, en peligro de extinción, un **arma de destrucción masiva de esos kilos que nos sobran**, con **mas fibra o vitaminas de esos productos** de moda, que venden a precio de oro, y que casi nada nos aporta, aparte de vaciar nuestras carteras.

Cocinarlas y comerlas **un minimo de una vez en semana**, aparte de ser súper baratos, nos hará ser más fuertes, inteligentes y sanos.

⇨ **Utensilios:**

- Cuchillo, Espátula de madera, cucharilla y tenedor.
- Bol, platos o recipientes y fuente de barro para hornear.
- Dos Ollas Grande.
- Sartén Grande.

⇨ **Ingredientes:**

- 200 gramos de **Acelgas frescas** picadas.
- 200 gramos de garbanzos.
- 500 patatas nuevas o de temporada con su piel.
- 1 Cebolleta o en su defecto Cebolla pequeña.
- 4 dientes de Ajo.
- AVOE.
- Sal Marina, Pimentón de la Vera y Pimienta Negra.

Capítulo 3. ANTIOXIDANTES A 1€: LAS ACELGAS.

3.3 LA RECETA: SALTADO DE ACELGAS.

⇨ **Lo Primero:**

- Encendemos la Radio con una **música alegre** de finde.
- Poner en **la encimera las hierbas aromáticas** y/o especias a utilizar, **queso,** etc.
- **Lavar** la Verdura.
- Preparar dos **Ollas grandotas** con una cuchara de **AVOE** y dos cucharadita de **Sal**
- Preparar una **Sartén** grandota con cuatro cucharas de **AVOE**.
- Preparar la tabla de Madera con el Cuchillo para cortar.

⇨ **Preparación:**

◈ Paso 1:

- Ponemos una Olla a fuego medio y...
- Echamos las patatas (**sin quitarle la piel**, sino se convertirán en carbohidratos malos malísimos).
- Esperamos de 15 a 20 minutos a que se cuezan, y la mejor manera de saber es clavar un tenedor, si entra causi blandito, están listas! si están blanduchas como la mantequilla, te pasaste un pelín.
- Y nos ponemos con el **segundo paso**.

◈ Paso 2:

- Ponemos una Olla a fuego lento y...
- **Picamos las Acelgas en cuadros alargados, 2cm por 3cm (si nos sale más grande, no hay problema)** y...
- Echamos las **acelgas a la Olla**, subiéndolo a fuego medio.
- Esperamos 10 minutos a que se cuezan, que será cuando se hayan quedado a su mitad de tamaño, y si tienes dudas, para algo están los dientes, jejeje.
- Y nos ponemos con el **tercer paso**.

Capítulo 3. ANTIOXIDANTES A 1€: LAS ACELGAS.

3.3 LA RECETA: SALTADO DE ACELGAS.

◈ Paso 3:

- **Pelamos** cuatro dientes **de ajo, cortándolos** en cuadraditos minúsculos y reservamos.
- **Ponemos** a fuego medio **la Sartén** grandota con el AVOE.
- **Echamos los ajos picados,** removiéndolos hasta que empiecen a **dorarse.**
- **Echamos ½ pimentón de la vera.**
- **Echamos los 200 gramos de garbanzos cocidos.**
- Y vamos removiéndolos hasta que empiecen a **dorarse,** añadiéndole una pizca de **sal.**
- Bajamos el **fuego al mínimo.**
- **Y** nos ponemos con el **quinto paso.**

◈ Paso 4:

- Retiramos del fuego la Olla con las espinacas.
- Con una espumadera vamos **echando poco a poco** las **acelgas a la Sartén,** removiéndolos.
- **Apartamos un par de minutos** la Sartenaza del fuego.
- Y pasamos al **sexto paso.**

◈ Paso 5:

- **Apagamos** la Olla de las **patatas** y…
- Secamos las patatas, **quitándole la piel** y…
- **Cortándolas en cuadrados** de 3cm por 3cm.
- **Y echándolas** en la Sartén.

Capítulo 3. ANTIOXIDANTES A 1€: LAS ACELGAS.

3.3 LA RECETA: SALTADO DE ACELGAS.

◈ Paso 6:

- Ponemos otra vez la **Sartén Grande a medio fuego** y vamos removiéndolo.
- **Durante esos cinco minutos de remover...**
- **Echamos a continuación la Sal** (1 cucharadita aprox.), la **Pimienta Negra** (1/2 cucharadita aprox.).
- **Comprobamos el sabor,** y en su caso, **añadimos un extra** de Sal, Pimienta o Pimentón de la Vera.
- **Apagamos el fuego** y listo! a comerrr...

◈ CHEFeriando:

- Puedes adornar con unas pasas de Corinto (ojo! tienen muchas calorías), también hay quién le echa un pelín de caldo de pollo natural, pero a mí me parece un sacrilegio gastronómico.

⇨ **Aclaraciones:**

◈ Además de ser un plato rápido, se puede neverear o congelar sin problemas, como reserva para esos días sin tiempo o que estamos en plan vaguitis total (somos humanos, jejeje).

◈ Y **lo último pero lo más importante,** las PATATAS, siempre hay que limitar su consumo por su **tendencia convertirse en carbohidratos rápidos o ENGORDAKILOS,** la única manera de tratar de evitar que esto suceda, es **COCIÉNDOLAS con su PIEL** (olvídate de los fritos, asadas o cocidas sin piel), y sobre todo siendo muy moderados en su consumo.

◈ Y **repetimos, una alternativa** saludable a las patatas, es la **YUCA y la Batata,** siempre **COCIÉNDOLAS con su PIEL,** aunque son carejas tipo **Millonetis,** eso sí... repito, limitando su consumo, y nada de fritosss.

Capítulo 3. ANTIOXIDANTES A 1€: LAS ACELGAS.

3.3 LA RECETA: SALTADO DE ACELGAS.

⇨ **Carrito Compra:**

◈ Las **Acelgas** es un producto de temporada, de **Octubre a marzo** de cada año, y es habitual encontrarlas en muchos Súper o Tiendas de Verduras y Frutas (el Mercado Tradicional es la opción ideal), por un **precio medio de 1€/Kg**.

◈ De las **patatas mejor ni hablar**, NO LA recomiendo tener en casa (mejor evitar la tentación), la que tiene **MENOS CARBOHIDRATOS** es la **Patata Nueva o de Temporada**, de abril a mayo, cuyo precio no llega 1€kg.

Una **maravilla gastronómica patatil**, baja en carbohidratos y con **niveles altos de vitaminas y minerales**, es la **Patata Negra de los Andes o Vitelotte**, que puedes conseguir en El Corte Inglés y en Ofertas periódicas en Aldi/Lidl por unos 3€ el kilo.

◈ De **los garbanzos**, alto en **sanísimas proteínas** con muchísimas **vitaminas y minerales**, de gran efecto **saciante** como todas las legumbres, si comiéramos más legumbres y menos alimentos procesados, el problema de esos kilos de más, no existiría.

Ojo! muchas marcas de **bote de garbanzos cocidos** llevan **azúcares y aditivos extras** ENGORDAKILOS, mejor es que los **compres crudos y cocerlos en casa**, o conviértete en un Sherlock Holmes, **y revisa las etiquetas.**

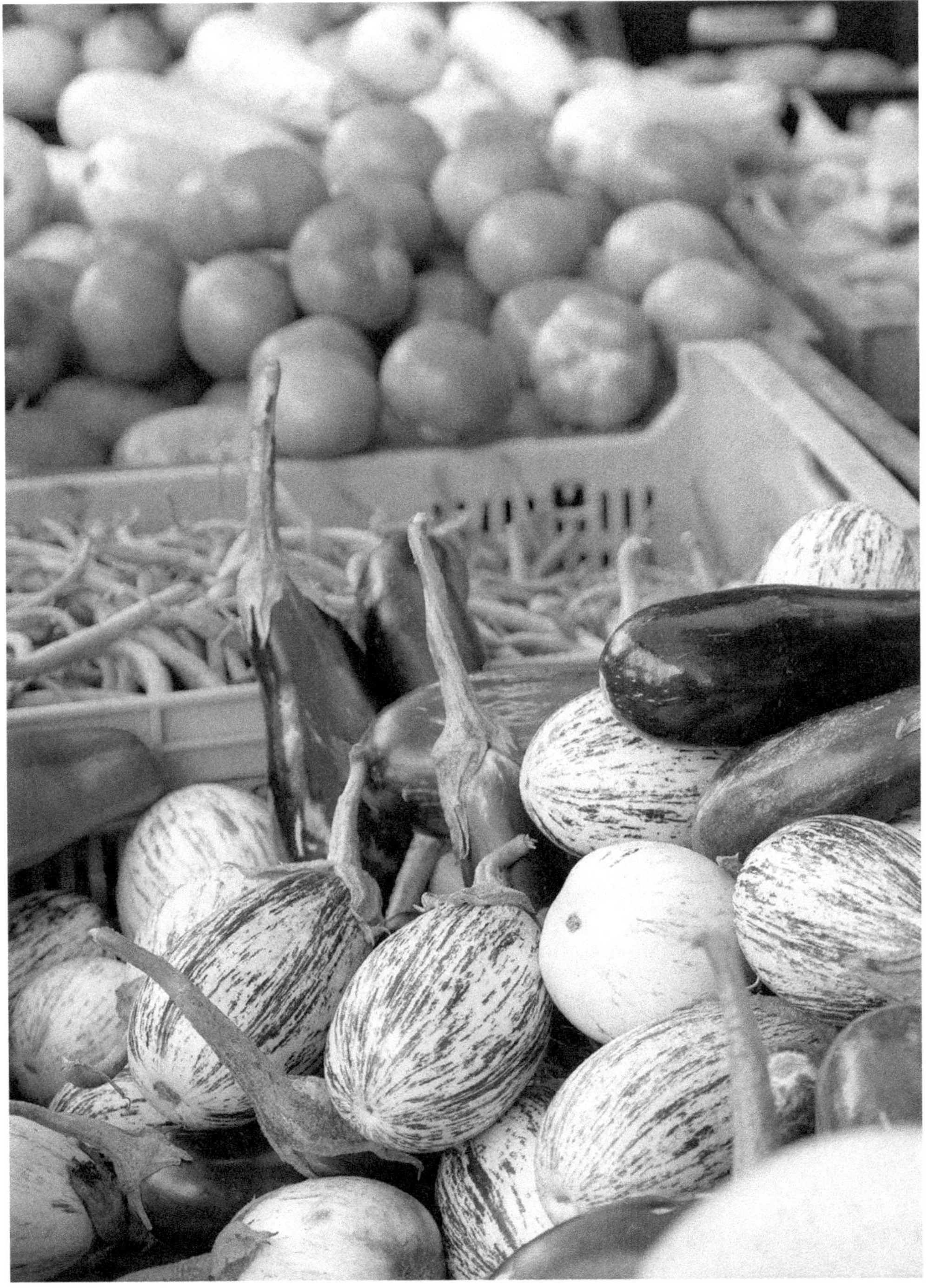

Capítulo 4. LAS BERENJENAS. LA QUITAHAMBRE.

4.1 PORQUE?

4.2 COMO COCINARLO.

4.3 LA RECETA.

Capítulo 4. LAS BERENJENAS. LA QUITAHAMBRE.

4.1 PORQUE?

La Quitahambre, podría ser otro de sus nombres, pues sus **altos niveles de fibra** (como esos yogures carísimos), nos saciaran rápidamente, que acompañados de **un 92% de agua**, es un producto clave en cualquier **plan de adelgazamiento**.

⇨ Pequeñas cantidades **de minerales**, imprescindibles para nuestro cuerpo, como el Calcio, el Potasio, el Hierro, el Fosforo o el Zinc, **regularan nuestro metabolismo**, previniendo enfermedades típicas de la sociedad de consumo como el colesterol alto, la obesidad, la ansiedad o la gula.

Mitos como que el agua de berenjenas, con sus propiedad milagrosas, es otra de esas **odiosas modas para personas poco informadas**, que ya no creen en los milagrosos que predica las diferentes religiones, pero si se creen un pseudo milagro retwitteado un millón de veces.

⇨ Variadas son **las vitaminas que nos aporta** la berenjena, incluido el **acido fólico o fenoles**, que es en realidad la Vitamina B9, aunque si utilizamos un nombre mas "exótico", la posibilidad de enriquecernos vendiéndolo en botecillos de pastillas a 30€, aumentan un 1000%.

Bajos niveles de acido fólico, parece estar vinculado **a la depresión**, algo muy frecuente en parte de la población en los países occidentales, que algunos llaman la *"enfermedad de los países ricos"*...

⇨ Durante un **mínimo de seis meses al año**, de octubre a mayo, lo podremos encontrar en cualquier Supermercado o Frutería, **por menos de 1€ el kilogramo**, siendo un **superalimento a un precio ridículo**, al alcance de cualquier familia española.

Capítulo 4. LAS BERENJENAS. LA QUITAHAMBRE.

4.2 COMO COCINARLO.

El método por el cual se conserva **mayor cantidad de** vitaminas, minerales y fibra es **consumiéndolas crudas**, pero no lo recomiendo, así es imposible comerlas, ni el paladar más duro, sería capaz de tamaña hazaña

⇨ La opción recomendada **es cocerlas**, que aunque **perderemos una parte mínima** de sus nutrientes, es una de mis predilectas, y las recetas son casi infinitas

Primero debemos partir las berenjenas por la mitad, luego lavarlas **con abundante agua**, para eliminar la tierra y otras impurezas, y opcionalmente un poco de sal sobre su carne, para que absorba parte de su fuerza o aspereza, que en ocasiones presenta.

Cuando el **agua empiece a hervir**, añadimos **las berenjenas**, bajando el fuego a medio bajo, dejándolas cocer **de quince a veinte minutos**.

El **último paso**, es **separar el agua de las berenjenas** ya cocidas, con un simple colador, y ya podemos utilizar en la receta que os detallare a continuación...

⇨ **Salteadas o Asadas** son otras opciones para su cocinado, pero **el error habitual**, sobre todo cuando las pasamos por el horno, es añadirle un **sinfín de extras**, como **queso rallado o carnes picadas** procesadas, que multiplicaran por mil sus calorías..

Lo más crítico, **es Freírlas**, un verdadero **genocidio para nuestra salud**, ya que al ser altas en agua, absorbe los aceites fritos, dando como resultado una **bomba de relojería nutricional**.

4.3 LA RECETA: CAVIAR DE BERENJENAS.

4 pers. | Fácil | -1 €/pers. | Tiempo: 30 min.

⇨ **Descubriendo:**

El zaaluk o Caviar de Berenjenas, es un plato típico de la **Gastronomía del Sur del Mediterráneo**, de Marruecos en particular, aunque en el Al Ándalus pretérito, que abarcaba hasta los Pirineos, ya se consumía con pequeñas variaciones de la receta actual, pero que se **extinguió de nuestros** fogones en el S.XV.

La Berenjena, es un alimento con **bajo nivel de calorías**, pero con un gran efecto saciante si se combina adecuadamente con diversas especias, aportando tan sólo un 10% de carbohidratos y una amplia variedad de **minerales y vitaminas,** por lo cual es adecuado para llevar una dieta sana y equilibrada que **impedirá que engordemos.**

⇨ **Utensilios:**

- Cuchillo, Espátula de madera, cucharilla y tenedor.
- Bol, platos o recipientes.
- Dos Ollas Grandes.
- Sartén Grande.

⇨ **Ingredientes:**

- 1 Kg de Berenjenas.
- 1 Kg Tomates Frescos Maduros.
- 4 dientes de Ajo.
- ½ Limón.
- AVOE.
- Sal Marina, Pimienta Negra, Comino, Pimentón de la Vera.
- Opc. 100 gramos Aceitunas negras.
- Opc. Ras al Hanaut, Cilantro o Hierbabuena y Agua de Azahar.

Capítulo 4. LAS BERENJENAS. LA QUITAHAMBRE.

4.3 LA RECETA: CAVIAR DE BERENJENAS.

⇨ **Lo Primero:**

- Encendemos la Radio con una **música alegre** de finde.
- Poner en **la encimera las hierbas aromáticas** y/o especias a utilizar.
- **Lavar** la Verdura (Berenjenas y Tomate).
- Preparamos las **Ollas con agua** con una pizca de Sal y una cucharadita de AVOE.
- Preparar una **Sartén** con dos cucharas de **AVOE**.
- Preparar la tabla de Madera con el Cuchillo para cortar.

⇨ **Preparación rápida:**

◈ Paso 1:

- Ponemos a **fuego lento la Olla** de Agua.
- Cortamos y **tiramos la punta verde** o rabejo de la Berenjena.
- Cortamos la Berenjena por la mitad, a lo largo y…
- La cortamos en **trozos cuadrados alargados** (de 2cm por 3cm aprox.).
- **Ojo**! se deja con la piel negra al cortarla, le dará un sabor exquisito.
- Echamos la **Berenjena cortada a la Olla** de Agua, poniéndola a fuego medio.
- En **15/20 minutos** estará cuasi blanda o al dente, es el momento de apartarla.
- En ese **tiempo de espera de la cocción** (15/20 minutos), nos penemos con el **segundo paso.**

◈ Paso 2:

- Ponemos a **fuego fuerte la segunda Olla** de Agua.
- **Echamos el Tomate** Fresco madurito.
- **Pasados cinco minutos**, sacamos los tomates que ya tendrán la piel blanda.
- Quitamos (y tiramos) la **piel a cada tomate** y lo echamos todos los tomates en un bol de cristal, **machándolo** poquito con un tenedor.
- En ese **tiempo de espera de la cocción** (5 minutos), nos ponemos con el **tercer paso.**

4.3 LA RECETA: CAVIAR DE BERENJENAS.

◈ Paso 3:

- Pelamos cuatro dientes de ajo.
- **Cortamos los ajos** en cuadraditos minúsculos y reservamos.
- **Preparamos las aceitunas** (si tienen huesos, los quitas) y reservamos.
- Ahora ya si pasamos al Paso 4, puesto que hemos completado la cocción del tomate.
-

◈ Paso 4

- Ponemos la **Sartén Grande en el fuego**, muy bajito, hasta que esté caliente el AVOE.
- **Añadimos el Ajo**, y cuando empiecen a **dorarse,** añadimos media cucharada de **pimentón**.
- 1 minuto después **añadimos el Tomate** que ya teníamos preparados en el Bol.
- Vamos **removiéndolo** unos **5/10 minutos**, en su caso echar ¼ vaso de agua si vemos que se puede quemar o pegar.
- **Echamos la Sal** (1/2 cucharadita rasa aprox.), la **Pimienta Negra** (1/2 cucharadita aprox.), el **Comino** (1/2 cucharadita rasa aprox.), y el Rus al Hanout (1/4 cucharadita rasa aprox.), hasta hallar el sabor y aroma que más os guste.

◈ Paso 5

- **Añadimos las Berenjenas ya cocidas**, removiéndolas (5 minutos aprox.), las **aceitunas negras** y el **zumo** de medio **limón**.
- **Comprobamos el sabor**, y en su caso, añadimos un extra de Sal, Pimienta y Comino.
- Añadimos unas **gotas de Agua de Azahar.**
- Apagamos el Fuego, jejeje.

4.3 LA RECETA: CAVIAR DE BERENJENAS.

◈ Paso 6

- Ya está listo, un verdadero manjar! ya sólo es **presentarlo en un plato** que podemos adornar con unas **hojas de cilantro o hierbabuena** fresca.
- Podemos **acompañarlo** con un **vaso de agua** grandote, y un trozo de **Pan Integral** de Panadería Artesanal hecho con masa madre.

⇨ **Aclaraciones:**

◈ Si dispones de congelador, puedes **preparar una cantidad mayor**, y **guardarlas** para esos días que andamos escasos de tiempo, aunque otra opción, es **cocer las berenjenas el día anterior**, guardándolo en un **bol en la nevera**, para así realizar la receta más rápidamente.

◈ Previamente, una **gran ensalada variada** como mínimo cinco ingredientes, más **un postre** (frutas o yogurt natural), es una cena ideal, que nos saciará completamente, y **evitará que engordemos**, y si decidimos dar **un paseo** después de esta cenaja, **adelgazaremos mucho más** que todas esas dietas milagros, alimentos light o el trote del Gimnasio.

Capítulo 4. LAS BERENJENAS. LA QUITAHAMBRE.

4.3 LA RECETA: CAVIAR DE BERENJENAS.

⇨ **Carrito Compra:**

◈ Las **Berenjenas**, es un producto de temporada, de **septiembre a mayo** de cada año, y es habitual encontrarlas en muchos Súper o Tiendas de Verduras y Frutas (el Mercado Tradicional es la opción ideal), por un **precio medio de 1€/Kg.**

◈ El **Tomate**, es un producto de temporada, de **octubre a junio** de cada año, y es habitual encontrarlas en muchos Súper o Tiendas de Verduras y Frutas (el Mercado Tradicional es la opción ideal), por un **precio medio de 1€/Kg**, en el **resto del año** puedes adquirir **latas de Tomate Entero** (ojo, revisa que no lleve aditivos a azúcares, a los cuales son muy aficionados muchos Súper) por -1€/Kg.

◈ El **Agua de Azahar**, es habitual utilizarlo en la Gastronomía Árabe, para dar un olor diferenciado, pudiéndola adquirir en diversos Súper (Mercadona, Carrefour, EL Corte Inglés) o en Tiendas árabes por unos 2€.

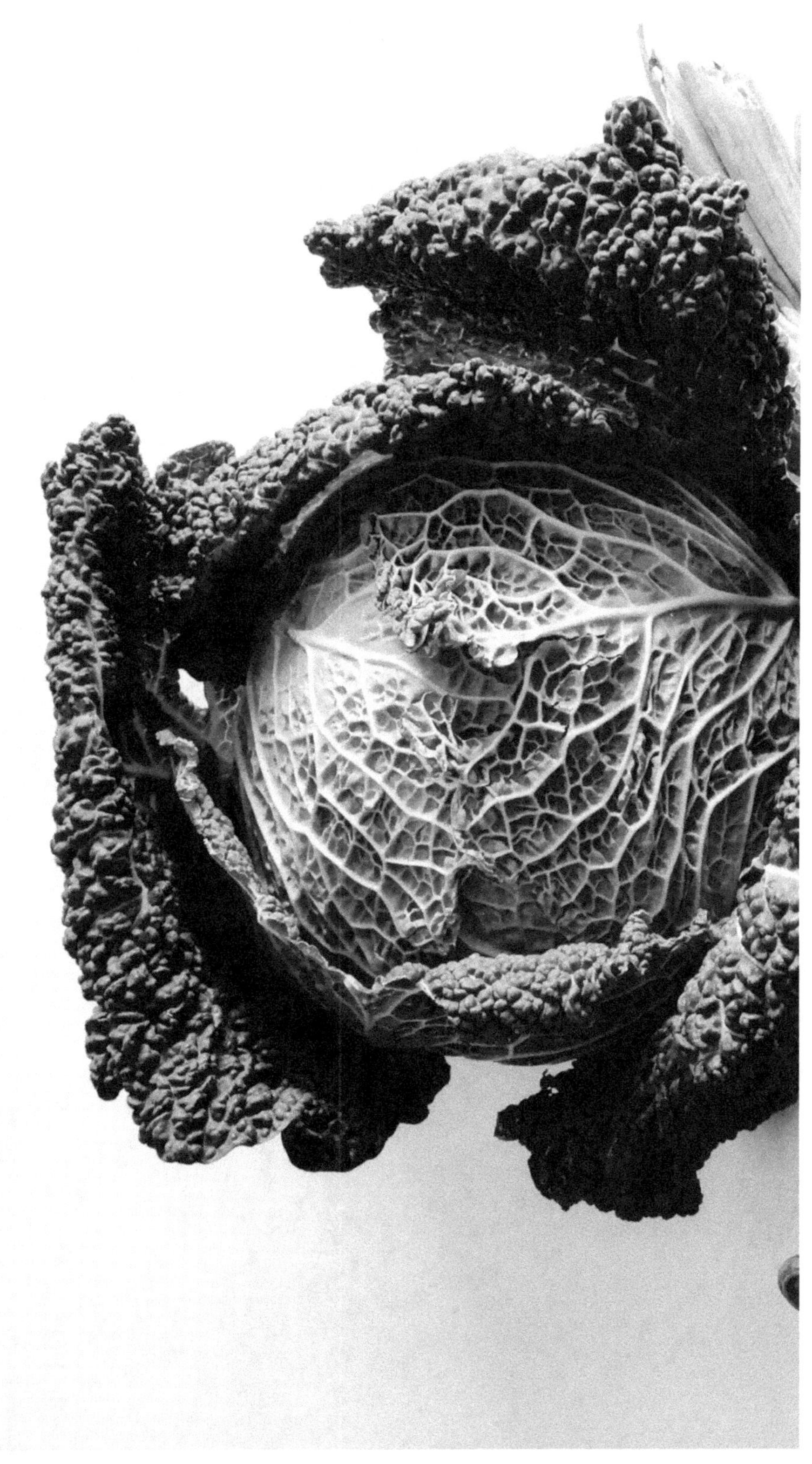

Capítulo 5. EL BROCOLI. 100% VITAMINA C.

5.1 PORQUE?

5.2 COMO COCINARLO.

5.3 LA RECETA.

Capítulo 5. EL BROCOLI. 100% VITAMINA C.

5.1 PORQUE?

Ya todos sabemos que la **Vitamina C**, es algo debemos **consumir a diario**, si queremos **estar san**o, aunque no entendemos el porqué, y por ello, cada día tratamos de tomar un **vaso de zumo** de naranja, aunque **sea procesado y carezca de vitaminas**.

Las naranjas llevan un buen nivel de vitaminas C, pero otros alimentos como **el brócoli**, los **superan por goleada**, y otro **mito o error**, es **tomarlo como zumo**, ya que en realidad su **aporte saludable esta en sus gajos**, es decir **una naranja** comida en gajos **equivale a cinco vasos de zumos**, y con tan solo un **20% de sus calorías**.

⇨ El **Brócoli**, con **mucha fibra, proteínas, vitaminas y minerales**, es un clásico para adelgazar, por su efecto saciante y bajo nivel de calorías, o la **Coliflor**, de moda en EE.UU, pasando por la **Col Blanca o Repollo**, o la Roja conocida como **Col Lombarda**, ya sea de cocina al estilo mediterráneo o nórdica (chucrut), es otro plato de **obligatorio consumo semanal** para **adelgazar o mantenerse sano**.

⇨ Aunque **no existen alimentos que nos curen** de enfermedades graves, si hay algunos, que con su **consumo regular**, previenen de padecerla, o eso dicen diferentes estudios con **respecto al brócoli y algunos tipos de cáncer**.

Quizás esté vinculado a sus **niveles naturales de antioxidantes** como el **Retinol**, que venden a precio de oro en para farmacias, y que esta **humilde planta nos la entrega casi gratis**, aunque siempre habrá personas que prefieran pagar esos 30€ por bote, que dedicar unos minutos a cocinar y gastar solo 2€...

⇨ Os dejo a continuación, **una receta sencilla y rápida**, que hasta mi **amigo Alfonso**, que **no sabe ni lo que es una sartén**, puede prepararla, aunque lo dudo, el **es un fanático de los botes de 30€.**

Capítulo 5. EL BROCOLI. 100% VITAMINA C.

5.2 COMO COCINARLO.

El método por el cual se conserva **mayor cantidad de** vitaminas, minerales y fibra es **consumiéndolas crudas**, en una ensalada, pero al ser algo duras al paladar occidental, donde me incluyo yo, podemos probar otras alternativas.

⇨ La opción recomendada **es cocerlas**, o por lo menos es mi favorita, que aunque **perderemos una parte mínima** de sus nutrientes, es una de mis predilectas, y las recetas son casi infinitas.

Primero debemos lavarlas **con abundante agua**, para eliminar la tierra y otras impurezas, cortándola en trozos pequeños, tipo ramillete.

Cuando el **agua empiece a hervir**, añadimos **el brócoli**, bajando el fuego a medio bajo, dejándolas cocer **de quince a veinte minutos**.

El **último paso**, es **separar el agua del brócoli** ya cocidas, con un simple colador, y ya podemos utilizar en la receta que os detallare a continuación...

⇨ **Salteadas o Asadas** son otras opciones para su cocinado, pero lo que debemos **evitar es Freírlas**, ya que absorben pequeñas cantidades de aceite o **grasas engorda kilos**, aunque si alguna vez decidimos hacerlo mediante fritura, **es obligatorio** la utilización del único aceite saludable, el **Aceite de Oliva Virgen Extra** o de extracción natural.

Capítulo 5. EL BROCOLI. 100% VITAMINA C.

5.2 SALTADO DE BRÓCOLI CON AJO.

4 pers. | Fácil | -1 €/pers. | Tiempo: 30 min.

⇨ **Descubriendo:**

El Brocoli, con **mucha vitamina C y minerales**, procede del **Levante o Mediterráneo Oriental**, siendo incorporado a la **gastronomía hispana** hace casi dos mil años, por el antaño poderoso **Imperio Romano**. Esta receta casera, más sencilla no puede ser.

⇨ **Utensilios:**

- Cuchillo, Espátula de madera, cucharilla y tenedor.
- Bol, platos o recipientes y fuente de barro para hornear.
- Una Olla Grande.
- Sartén pequeñaja.
- Una Fuente de Barro.

⇨ **Ingredientes:**

- 1 Brocoli grandote.
- 4 dientes de Ajo.
- AVOE.
- Sal Marina, Pimienta Blanca o Negra, Pimentón de la Vera.
- Opc. Hierbabuena y/o Perejil.

⇨ **Lo Primero:**

- Encendemos la Radio con una **música alegre** de finde.
- Poner en **la encimera las hierbas aromáticas** y/o especias a utilizar, etc.
- **Lavar** la Verdura.
- Preparar una **Olla grandota** con una cuchara de **AVOE** y dos cucharadita de **Sal**
- Preparar una **Sartén** con cuatro cucharas de **AVOE.**
- Preparar la tabla de Madera con el Cuchillo para cortar.

Capítulo 5. EL BROCOLI. 100% VITAMINA C.

5.2 SALTADO DE BRÓCOLI CON AJO.

⇨ **Preparación rápida:**

◈ Paso 1:

- Ponemos la Olla a fuego medio y…
- Cortamos el **tallo o rama grande** de la Brocoli y lo tiramos.
- Vamos **cortando cada cabeza o ramillete** con unos dos o tres centímetros de tallito, y **reservamos.**
- **Echamos todas las** cabezas o ramilletes de la brocoli a la **Olla.**
- Lo dejamos **cocer** unos **15 minutos.**
- Y nos ponemos con el **segundo paso.**

◈ Paso 2:

- **Cortamos los ajos** en tiritas pequeñas finas, y reservamos.
- Ponemos la **Sartén al fuego**, un minuto, y los **ajos** picados superfinos, **removiéndoles** hasta que empiecen a dorarse.
- Añadimos el **Pimentón de la Vera**, lo removemos un minuto.
- **Apagamos el fuego** y reservamos.
- Y nos ponemos con el **tercer paso.**

◈ Paso 3:

- Encendemos el **Horno** a 180 grados.
- **Ponemos** el Brocoli ya cocida en una **Fuente de Barro**.
- **Echamos** el aceitillo sobrante de la sartén, con el ajo dorado, **sobre** el Brocoli.
- **Lo gratinamos** (hornear para que nos entendamos), unos cinco minutos.
- Y nos ponemos con el **quinto paso.**

◈ Paso 5:

- **Presentamos la Fuente de Barro** sobre una **tabla de madera**, **adornamos** con un poco de perejil y/o hierbabuena picada.
- Y a comerrr… más fácil imposible.

Capítulo 5. EL BROCOLI. 100% VITAMINA C.

5.2 SALTADO DE BRÓCOLI CON AJO.

⇨ CHEFeriando:

◈ Un poquito de **Queso rallado** de Oveja, cuando lo ponemos **a gratinar** en el horno, hace que el dorado sea más intenso, y **a posteriori**, un par de **ajos negros picados** en tiras, para adornar, ya que ese **sabor a regalíz** encanta a adultos y niños.

⇨ **Aclaraciones:**

◈ Previamente, una **gran ensalada variada** con mínimo cinco ingredientes, más **un postre** (frutas), es una cena ideal, que nos saciará completamente y **evitará que engordemos**, y si decidimos dar **un paseo** después de esta cenaja, **adelgazaremos mucho más** que todas esas dietas milagros, alimentos light o el trote del Gimnasio.

⇨ **Carrito Compra:**

◈ El **Brocoli,** es un producto de temporada, de **Octubre a marzo** de cada año, y es habitual encontrarlas en muchos Súper o Tiendas de Verduras y Frutas (el Mercado Tradicional es la opción ideal), por un **precio medio** de **1,5€.**

◈ El **Ajo negro**, fermentado de manera natural, destaca por su textura tierna y suave, pudiéndolo adquirir en diversos Súper (Aldi, Lidl, Carrefour), eso sí, a precios millonetis.

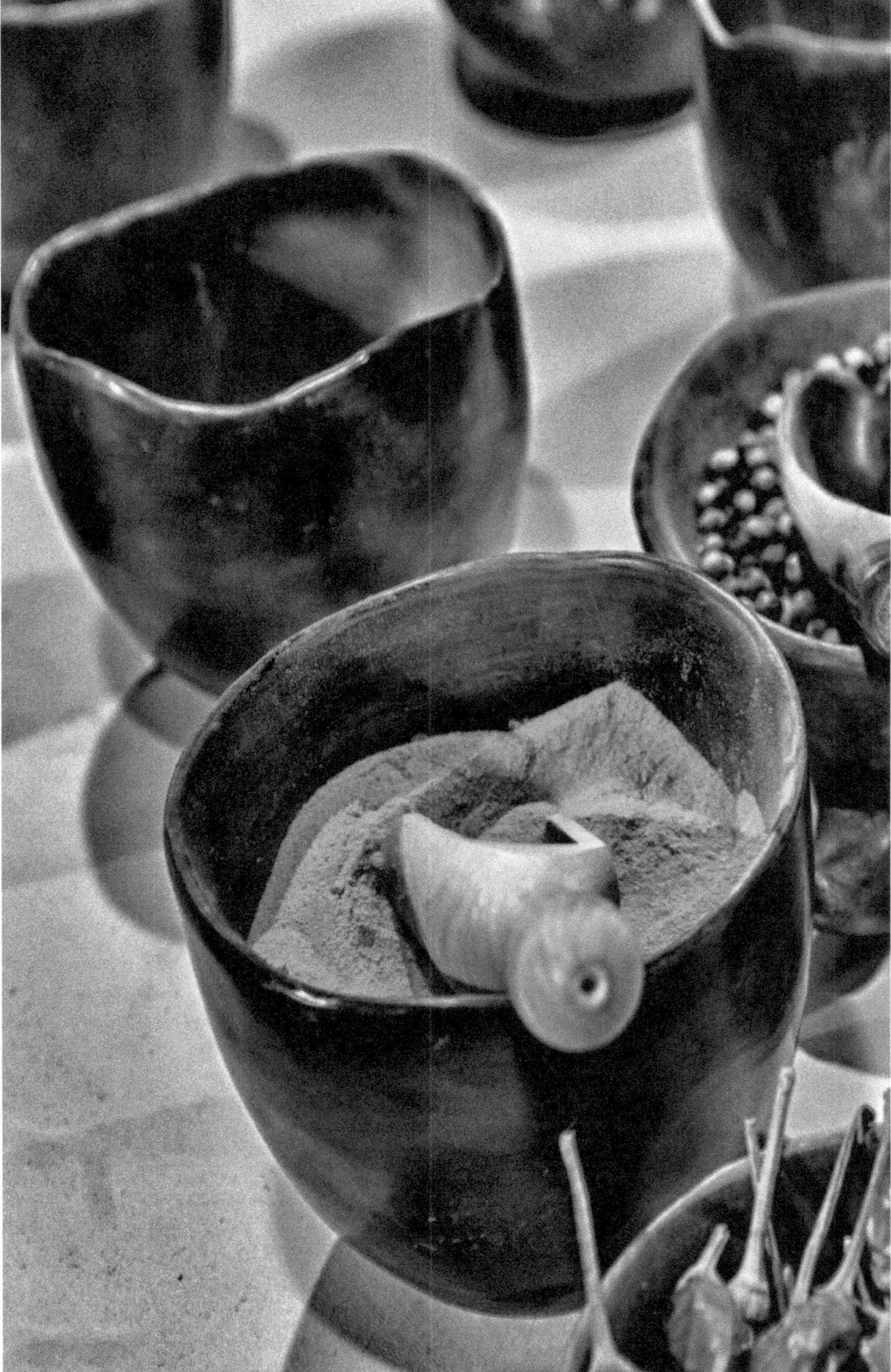

Capítulo 6. LA CAYENA O PIMENTO CHILE.

6.1 PORQUE?

6.2 COMO COCINARLO.

6.3 LA RECETA.

Capítulo 6. LA CAYENA O PIMENTO CHILE.

6.1 PORQUE?

Especias y más especias, uno de los grandes secretos para llevar una dieta saludable y de paso adelgazar, y cualquiera de los grandes Chef **son fanáticos de ellas.**

⇨ Con más de **ocho mil años de historia** en los fogones **de las Américas**, es traído por los **conquistadores españoles a esta España Imperial**, y desde ahí, se expandió **al resto de Europa**, adoptando un **sinfín de nombres**, desde ají, pimiento chile, cayena, pimentón picante, dependiendo de la región donde se cultivara.

Aunque **nos aporta pequeñas cantidades de vitaminas y minerales**, es otro de sus componentes básicos, el que **aporta el picor**, la **clave para ser llamado un súper alimento** a precio de saldo.

⇨ **La capsaicina**, nos **aumenta la temperatura del cuerpo** o aumento de la **actividad del metabolismo**, y con ello, perdemos más rápidamente calorías, haciéndonos adelgazar más rápidamente.

Otro efecto, aun mas importante, es que tiene un rápido **efecto saciante**, y **eliminando de un plumazo esa gula** que puede hacernos que añadamos unas miles de calorías extra en la comida.

⇨ En realidad, **cualquier receta**, puede **incorporar un poco de pimiento chile o cayena**, siendo sus efectos inmediatos, solo es arriesgarse a utilizarlos y probarlos.

Capítulo 6. LA CAYENA O PIMENTO CHILE.

6.2 COMO COCINARLO.

Aunque pueden **ser añadidas crudas**, lo más adecuado **es saltarlas unos segundos** en una sartén, para que desprendan con **mayor intensidad sus aromas**, y luego añadirlas al plato que estamos cocinando.

Capítulo 6. LA CAYENA O PIMENTO CHILE.

6.3 LA RECETA: SALSA TOMATE CASERO.

4 pers. | Fácil | -1 €/pers. | Tiempo: 30 min.

⇨ **Descubriendo:**

El **Tomate, fresco y de temporada**, es una **fuente de** vitaminas y minerales, rico en **antioxidantes**, que junto al AVOE, full **Omega 3**, los Ajos con sus **propiedades medicinales**, más diversas especias o hierbas aromáticas, hacen de la Salsa de Tomate Casera una Recta BÁSICA en cualquier cocina saludable.

OJO, el **pseudo Tomate Frito de Bote**, requeteprocesados con **aditivos, azúcares** y **aceites tipo gremlin**, es un Dios maligno ENGORDAKILOS.

⇨ **Utensilios:**

- Cuchillo, Espátula de madera, cucharilla y tenedor.
- Bol, platos o recipientes.
- Una Olla Grande.
- Sartén Grande.

⇨ **Ingredientes:**

- 1 Kg. Tomates Frescos Maduros.
- 2 dientes de Ajo.
- ½ Cebolla Grande.
- AVOE.
- Sal Marina, Pimienta Negra, Comino.
- Unos granos **de Pimienta Chile o Cayena**, o en su defecto, media cucharadita de **Pimentón de la Vera Picante**, pero si deseamos la perfección, media cucharadita de **Ají Amarillo peruano**.

Capítulo 6. LA CAYENA O PIMENTO CHILE.

6.3 LA RECETA: SALSA TOMATE CASERO.

⇨ **Lo Primero:**

- Encendemos la Radio con una **música alegre** de finde.
- Poner en **la encimera las hierbas aromáticas** y/o especias a utilizar.
- **Lavar** la Verdura (Tomate).
- Preparamos las **Olla con agua** con una pizca de Sal y una cucharadita de AVOE.
- Preparar una **Sartén** con dos cucharas de **AVOE.**
- Preparar la tabla de Madera con el Cuchillo para cortar.

⇨ **Preparación rápida:**

◈ Paso 1:

- Ponemos a **fuego lento la Olla** de Agua.
- **Echamos el Tomate** Fresco madurito.
- **Pasados cinco minutos**, sacamos los tomates, que ya tendrán la piel blanda.
- Quitamos (y tiramos) la **piel a cada tomate** y lo echamos todos los tomates en un bol de cristal, **machacándolo** un poquito con un tenedor.
- En ese **tiempo de espera de la cocción** (5 minutos), nos ponemos con el **segundo paso**.

◈ Paso 2:

- Pelamos dos dientes de ajo.
- **Cortamos los ajos** en cuadraditos minúsculos y reservamos.
- Pelamos la media cebolla.
- **Cortamos la cebolla** en cuadraditos minúsculos y reservamos.
- Ahora ya si pasamos al Paso 3, puesto que hemos completado la cocción del tomate.

Capítulo 6. LA CAYENA O PIMENTO CHILE.

6.3 LA RECETA: SALSA TOMATE CASERO.

◈ Paso 4:

- Ponemos la **Sartén Grande en el fuego**, bajito, hasta que esté caliente el AVOE.
- **Añadimos el Ajo**, y cuando empiecen a **dorarse,** añadimos la Cebolla, y cuando empiecen a **dorarse**.
- Añadimos unos granos **de Pimienta Chile o Cayena** ya machados, o en su defecto, media cucharadita de **Pimentón de la Vera Picante**.
- 1 minuto después **añadimos el Tomate** que ya teníamos preparado en el Bol.
- Vamos **removiéndolo** unos **10/15 minutos**, hasta que **pierda 1/3 de su altura**.
- **Echamos la Sal** (1 cucharadita aprox.), la **Pimienta Negra** (1/2 cucharadita aprox.), y el **Comino** (1/2 cucharadita aprox.), hasta hallar el sabor y aroma que más os guste.
- Pero si deseamos la perfección, añadimos media cucharadita de **Ají Amarillo peruano**.

◈ Paso 5:

- **Comprobamos el sabor**, y en su caso, añadimos un extra de Sal, Pimienta, Comino.
- Apagamos el Fuego, y pasados unos minutos, ya lo tenemos listos para Guardar, Neverear o Congelar.

◈ El Toque CHEFerino:

- Media cucharadita de **Aji peruano**, le dara un pique exótico.

Capítulo 6. LA CAYENA O PIMENTO CHILE.

6.3 LA RECETA: SALSA TOMATE CASERO.

⇨ **Aclaraciones:**

◈ Si dispones de congelador, puedes **preparar una cantidad mayor**, y **guardarlas**, para esos días que andamos escasos de tiempo, es tan sólo utilizar el doble de cantidad, práctica habitual en mi caso, jejeje.

⇨ **Carrito Compra:**

◈ El **Tomate**, es un producto de temporada, de **octubre a junio** de cada año, y es habitual encontrarlas en muchos Súper o Tiendas de Verduras y Frutas por un **precio medio de 1€/Kg**, en el **resto del año**, puedes adquirir **latas de Tomate Entero** (ojo, revisa que no lleve aditivos a azucares, a los cuales son muy aficionados muchos Súper) por -1€/Kg.

◈ **El Pimiento Chile o Cayena**, lo podemos comprar en cualquier Super por mnos de 1€.

◈ **El Aji Amarillo,** es habitual utilizarlo en la Gastronomía Andina o Peruana, para dar un olor diferenciado, pudiéndolo adquirir en diversos Súper, como el El Corte Inglés o en Tiendas Latinas por unos 2€.

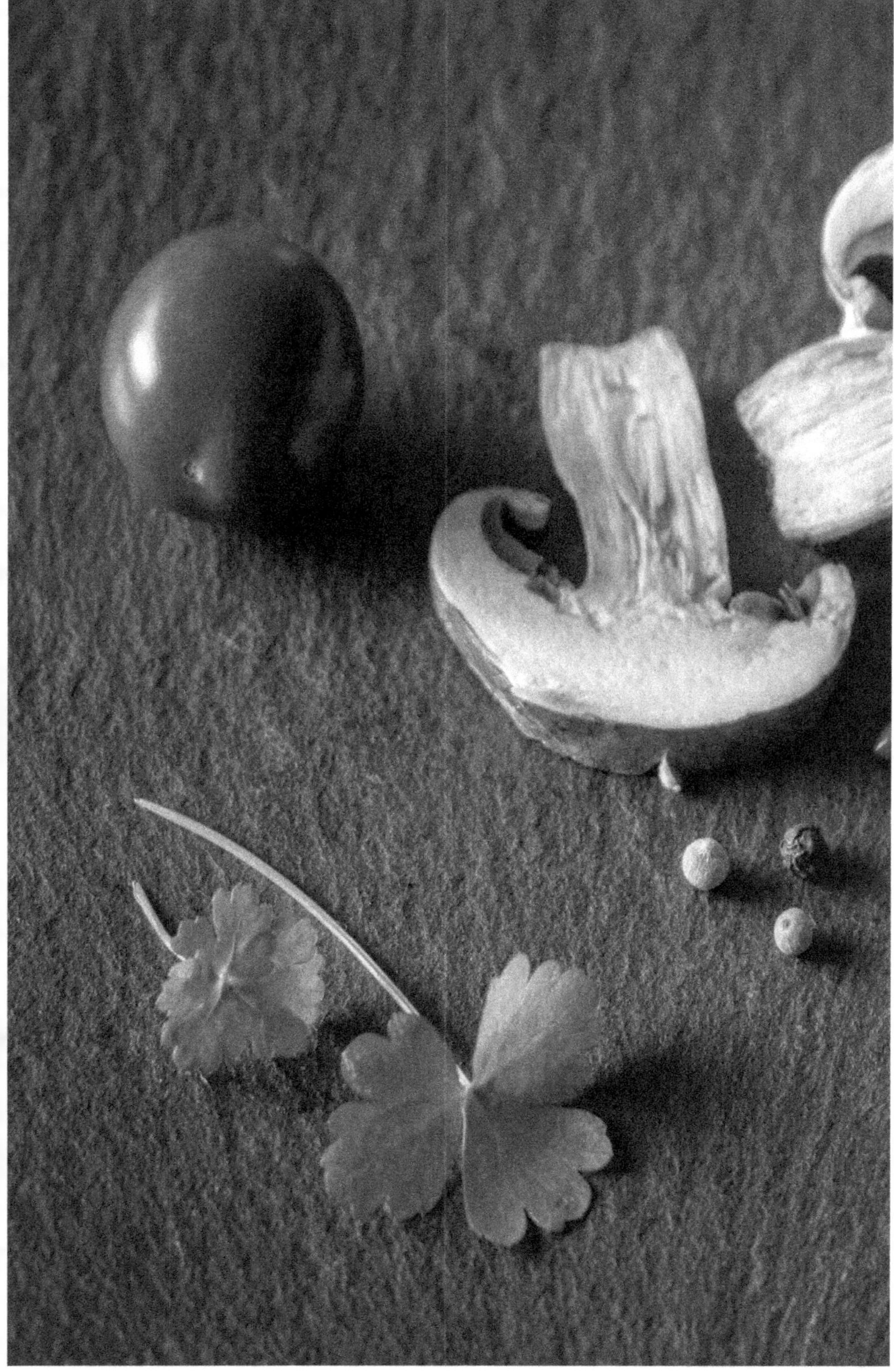

Capítulo 7. LOS CHAMPIÑONES o EL SISTEMA INMUNOLOGICO.

7.1 PORQUE?

7.2 COMO COCINARLO.

7.3 LA RECETA.

Capítulo 7. LOS CHAMPIÑONES o EL SISTEMA INMUNOLOGICO.

7.1 PORQUE?

Los champiñones nos aporta importantes **cantidades de minerales**, como el fosforo, yodo, calcio, potasio o magnesio, pero si no fuera suficiente con ello, llevan **diez tipos diferentes de vitaminas,** y sin olvidar **la Fibra**, con sus efectos de fortalecimiento de intestino y de paso, **saciantes o limitantes de la gula.**

⇨ **Las Proteínas**, componente de una **dieta equilibrada**, de la cual nos "informan" los medios de comunicación, para que **compremos soja procesada** (con mas perjuicios para nuestra salud que beneficios) o que la utilizamos como **excusa para comernos un kilo de carne**, se encuentra en **diversos alimentos,** siendo **los champiñones** uno de ellos, cumpliendo las tres B: **bueno, bonito y barato.**

Menos Soja y Más Champiñones, más claro imposible, si deseamos mantenernos **sanos y adelgazar.**

⇨ La **múltiples enfermedades** que hace **cincuenta años eran simbólicas**, y ahora **abundan por doquier**, son debidas a un **debilitamiento del sistema inmunológico**, provocando que las personas alérgicas se cuenten por millones.

Alimentación y Sistema Inmunológico son **hermanos gemelos**, y si **eliminamos de nuestras recetas ciertos alimentos**, como los **champiñone**s, debemos asumir las consecuencias, padecer en un futuro no tan lejano múltiples **enfermedades alérgicas o asmáticas.**

⇨ El **límite del uso de los champiñones** en nuestros fogones caseros, **es la imaginación**, hasta en la Salsa de Tomate casera podemos utilizarla, aunque os dejo otra receta, sencilla y rápida..

Capítulo 7. LOS CHAMPIÑONES o EL SISTEMA INMUNOLOGICO.

7.2 COMO COCINARLO.

El método por el cual se conserva **mayor cantidad de** vitaminas, minerales y fibra es **consumiéndolas crudas**, en una ensalada, pero podemos probar otras alternativas.

⇨ **Salteadas o Asadas** son mis opciones favoritas para su cocinado, pero lo que debemos **evitar es Freírlas**, ya que absorben pequeñas cantidades de aceite o **grasas engorda kilos**, aunque si alguna vez decidimos hacerlo mediante fritura, **es obligatorio** la utilización del único aceite saludable, el **Aceite de Oliva Virgen Extra** o de extracción natural.

⇨ La otra opción **es cocerlas**, que es algo saludable, pero quizás sea un **delito gastronómico**, pero sobre gustos no hay nada escrito...

Capítulo 7. LOS CHAMPIÑONES o EL SISTEMA INMUNOLOGICO.

7.3 LA RECETA: SALTADO DE BROCOLI O COLIFLOR CON CHAMPIÑONES.

4 pers. | Fácil | -1 €/pers. | Tiempo: 30 min.

⇨ **Descubriendo:**

Los **Champiñones**, con **fibra, proteínas, vitaminas y minerales**, es un clásico para adelgazar por su efecto saciante y bajo nivel de calorías.

Los **Huevos, pura proteína**, sustituye parcialmente a la carne, para esos carnívoros empedernidos, además, aporta vitaminas y minerales extras, y tiene bajos niveles de grasas.

⇨ **Utensilios:**

- Cuchillo, Espátula de madera, cucharilla y tenedor.
- Bol, platos o recipientes y fuente de barro para hornear.
- Una Olla Grande.
- Sartén Grande.
- Sartén Pequeña.

⇨ **Ingredientes:**

- 1 Brócoli o Coliflor mediano.
- 4 Huevos.
- 300 gramos Champiñones.
- 1 limón.
- 4 dientes de Ajo.
- AVOE.
- Sal Marina, Pimentón de la Vera y Pimienta Blanca y/o Negra.

Capítulo 7. LOS CHAMPIÑONES o EL SISTEMA INMUNOLOGICO.

7.3 LA RECETA: SALTADO DE BROCOLI O COLIFLOR CON CHAMPIÑONES.

⇨ **Lo Primero:**

- Encendemos la Radio con una **música alegre** de finde.
- Poner en **la encimera las hierbas aromáticas** y/o especias a utilizar, **queso,** etc.
- **Lavar** la Verdura.
- Preparar una **Olla grandota** con una cuchara de **AVOE** y dos cucharaditas de **Sal**
- Preparar una **Sartén** grandota con cuatro cucharas de **AVOE**.
- Preparar la tabla de Madera con el Cuchillo para cortar.

⇨ **Preparación rápida:**

◈ Paso 1:

- Ponemos la Olla a fuego medio y…
- Cortamos el **tallo o rama grande** del Brócoli o Coliflor, y lo tiramos.
- Vamos **cortando la cabeza** con unos dos o tres centímetros de tallito, y **reservamos.**
- **Echamos todas las** cabezas del brócoli o coliflor al agua.
- Y nos ponemos con el **segundo paso.**

◈ Paso 2:

- **Cortamos los champiñones** en láminas finas (1cm), y reservamos.
- **Cortamos los ajos** en tiritas pequeñas finas, y reservamos.
- **Le quitamos las cáscaras** a los huevos (rompiéndolo con un golpecito) y echamos el interior a un Bol.
- **Batimos o Mezclamos los huevos,** o revolverlos bien con un tenedor, echándole un **pizca de sal,** otra de pimienta negra, un par de minutos, y reservamos.
- **Picamos en cuadros alargados, 2cm por 3cm (si nos sale más grande, no hay problema).**

Capítulo 7. LOS CHAMPIÑONES o EL SISTEMA INMUNOLOGICO.

7.3 LA RECETA: SALTADO DE BROCOLI O COLIFLOR CON CHAMPIÑONES.

- Y nos ponemos con el **tercer paso**.

◈ Paso 3:

- Ponemos la **Sartén pequeña al fuego**, un minuto, y echamos los **champiñones, removiéndoles** hasta que se doren, los sacamos y reservamos.
- Echamos un par de **cucharas extras de AVOE** en la **Sartén pequeña** y esperamos un par de minutos, bajándola el fuego al mínimo.
- **Echamos los huevos batidos**, esperamos a que se empiecen a cocinar (un minuto), y lo **removemos un poquito** para que no se peguen en la sartén.
- Le **damos la vuelta** (con la espátula), aunque se corra el riesgo de que se destrocen, jejeje.
- Ahora **espatuleamos bien el huevo**, cortándolo de paso a trozos, mientras **seguimos removiéndolos**.
- Cuando estén dorados (justo antes de quemarse), lo retiramos y **reservamos**.
- Y nos penemos con el **cuarto paso**.

◈ Paso 4:

- **Ponemos** a fuego medio **la Sartén** grandota con el AVOE.
- **Echamos los ajos picados,** removiéndolos hasta que empiecen a **dorarse.**
- **Echamos ½ pimentón de la vera.**
- **Echamos el brócoli o coliflor ya cocido** (que hemos escurrido o quitado el agua), **removiéndol**o de dos a cuatro minutos.
- **Echamos el huevo ya saltado** que teníamos reservado, **removiéndol**o de dos a cuatro minutos.
- **Echamos los champiñones** ya dorados, que teníamos reservados.
- **Echamos el zumo de medio limón,** que teníamos reservados.
- Y los **removemos otros** tres o cuatro minutos extras, añadiéndole una pizca de **sal y/o pimienta negra**, si fuera necesario.
- **Y** nos penemos con el **quinto paso**.

Capítulo 7. LOS CHAMPIÑONES o EL SISTEMA INMUNOLOGICO.

7.3 LA RECETA: SALTADO DE BROCOLI O COLIFLOR CON CHAMPIÑONES.

◈ Paso 5:

- Retiramos la Sartén grande del fuego, y **emplatamos** este maravilloso Revuelto de Brócoli o Coliflor con champiñones y huevo.
- Unas **gotas extras** de limón y/o pimienta blanca, pueden potenciar su sabor.
- A **comerrr**.

◈ CHEFeriando:

- Puedes gratinarlos unos minutejos al Horno a 180 grados con un poquito de queso duro de oveja rallado y terminar adornándolo con tomillo y/o romero.

⇨ **Aclaraciones:**

◈ **El hornearlo** unos 10 minutos, hace **cambiar el sabor** de pasta, volviéndola **más crujientes**, y de paso su **presentación en Barro y Madera**, como en los buenos restaurantes tradicionales (aunque lo hagan preparado en el microondas), potencian las sensaciones de otro de los **sentidos para comer**: La **Vista**.

⇨ **Carrito Compra:**

◈ Los **Champiñones,** es un producto de temporada (aunque lo podemos encontrar todo el año), desde **Octubre a Abril** de cada año, y es habitual encontrarlos en muchos Súper o Tiendas de Verduras y Frutas por un **precio medio** de **1€** por una **bandeja** de 200 gramos.

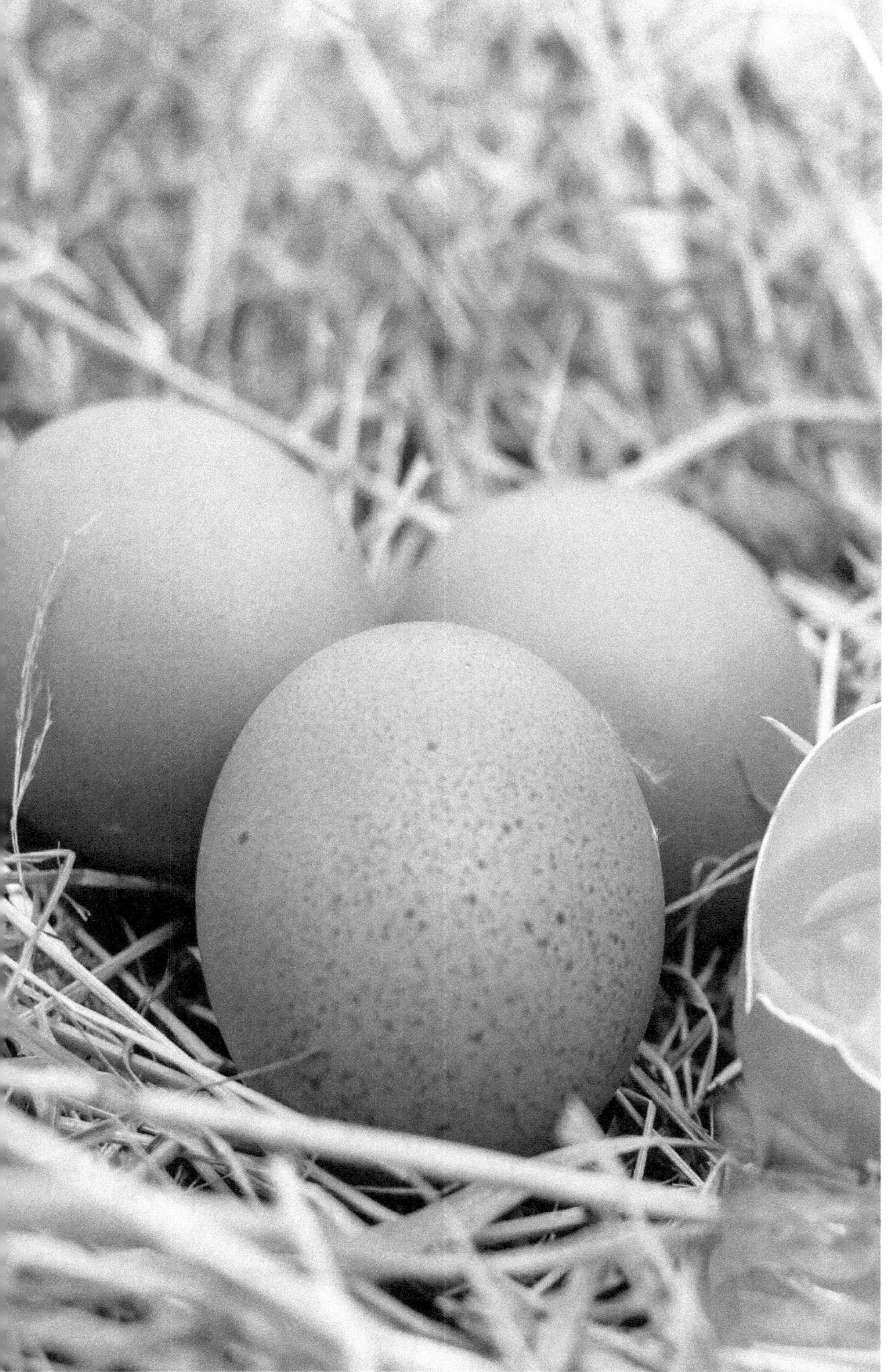

Capítulo 8. LOS HUEVOS O LAS PROTEINAS POPULARES .

Capítulo 8. LOS HUEVOS O LAS PROTEINAS POPULARES.

8.1 PORQUE?

Durante siglos, al Huevo se le llamo las "Proteínas del Pobre", pues la carne solo estaba al alcance de los más poderosos, reyes y nobles, y sus propiedades nutricionales son similares a la carne, pero con un precio diez veces inferior

⇨ **Las Proteínas**, forman parte vital de **la vida humana o celular**, que junto **con el calcio**, nos permite crecer hasta llegar a la edad adulta, gracias a los **aminoácidos del cual están formados**, pero no todas son iguales, aunque las campañas publicitarias nos "vendan la moto".

Al ser un **producto económico y saludable**, los **intentos por desprestigiarlos** han sido frecuentes, desde ese **pseudo estudio científico**, financiado por partes interesadas, que se dio de **comer media docena de huevos diarios**, durante un mes, **aun herbívoro o conejo**, y como es natural, **enfermo, ya que solo comía hierba**, y a continuación **publicitaron hasta el infinito los resultados**, para no consumir huevos y si otros productos más caros.

La **Historia se repite una y otra vez**, mas de una década con el **"mito"** de la **soja**, proteínas **baratas y de calidad dudosa**, a precios elevados, y como les "pillaron", la **nueva moda de los Súper Alimentos** procedentes de países exóticos **a precios desorbitados**...

⇨ **Consumir carne es positivo para la salud**, pero una vez a la semana, que **sea sin procesar y en cantidad limitada**, sino puede provocar graves enfermedades como nos informo la OMS, y que ya hemos olvidado.

Como alternativa saludable de consumo de proteínas, tenemos los pescados azules, algunas legumbres del mediterráneo y los huevos.

Capítulo 8. LOS HUEVOS O LAS PROTEINAS POPULARES.

8.2 COMO COCINARLO.

El método por el cual se conserva **mayor cantidad de** proteínas es **consumiéndolas crudas**, pero no es algo típico de nuestras tierras, aunque conocí **algún valiente que si era capaz**, y por **temas de salubridad**, una cocción **puede eliminar algunas bacterias**, que en caso de que ya esté muy caducado el huevo, puede provocarnos diversas enfermedades.

⇨ **Cocido en Agua o Frito en Agua,** son las **dos opciones recomendadas** para su preparación, aunque en **forma de tortilla**, estilo **francesa**, sin añadidos extras, es una **alternativa semanal** que no debemos descartar.

Lo debemos **evitar es Freírlas**, ya que absorben cantidades de aceite o **grasas engorda kilos**, aunque si alguna vez decidimos hacerlo mediante fritura, **es obligatorio** la utilización del único aceite saludable, el **Aceite de Oliva Virgen Extra** o de extracción natural.

⇨ Una pregunta habitual, es **cuál de los huevos es el más saludable**, el normal o **Granja, el Campero o el Ecológico**?.

Los diversos estudios dicen que **todos tienen una calidad nutricional similar**, la única **diferencia es el sabor**, ya que a nuestro paladar le resultara **más apetitoso el ecológico que el de granja**, y el pagar cinco veces por una pequeña diferencia gustativa, es algo que hay que reflexionar.

Capítulo 8. LOS HUEVOS O LAS PROTEINAS POPULARES.

8.3 LA RECETA: HUEVO FRITO AL AGUA.

1 pers. | Fácil | 0,12 €/pers. | Tiempo: 5 min.

⇨ **Descubriendo:**

El Huevo, **es la proteína del pobre según se dice**, pero son **proteínas más sanas que las de la carne**, eso sí, está demostrado científicamente.

⇨ **Utensilios:**

- Cuchillo, Espátula de madera, cucharilla y tenedor.
- Bol, platos o recipientes.
- Una Sartén pequeña antiadherente.

⇨ **Ingredientes:**

- 1 Huevo.
- 1 Taza de Agua.
- Una pizca de Sal Marina.

⇨ **Lo Primero:**

- Encendemos la Radio con una **música alegre** de finde.
- Poner en **la encimera el huevo, agua y sal a** utilizar.

⇨ **Preparación rapida:**

◈ Paso 1:

- **Encendemos el fuego,** a temperatura media.
- Echamos el **agua a la Sartén,** y la colocamos al fuego.
- Esperamos a que el **agua hierva.**
- Y pasamos al **paso dos.**

Capítulo 8. LOS HUEVOS O LAS PROTEINAS POPULARES.

8.3 LA RECETA: HUEVO FRITO AL AGUA.

◈ Paso 2:

- **Con un golpe,** rompemos la **cáscara** por el centro.
- Abrimos la cascara **y echamos el huevo a la Sartén.**
- Esperamos un minuto, y vamos **echando el agua hirviendo** de la sartén **sobre el huevo**, con al espumadera, en especial sobre la parte superior.
- Y pasamos al **paso tres**.

◈ Paso 3

- **Sacamos** el huevo con **cuidado**, con la espumadera, y lo presentamos en una esquina del plato.
- Y listo para comer!

◈ El Toque CHEFerino:

- Ponerlo un **par de minutos al Horno**, nos permite conseguir que la yema se ponga un **poca mas durita**, en esas ocasiones, que nos salió un poco crudazo.

⇨ **Aclaraciones:**

◈ El **secreto**, es tener una **Sartén** pequeña **anti adherente**, cuesta aprenderlo (destrozar unas docenas de huevos, jejeje), pero merece la pena gastarse esos diez euros largos.

⇨ **Carrito Compra:**

◈ El **Huevo**, es la **proteína del pobre**, según se dice, pero **proteínas más sanas que las de la carne**, eso sí, está demostrado pudiéndolo comprar una docena por **poco más de un eurillo** en cualquier Súper.

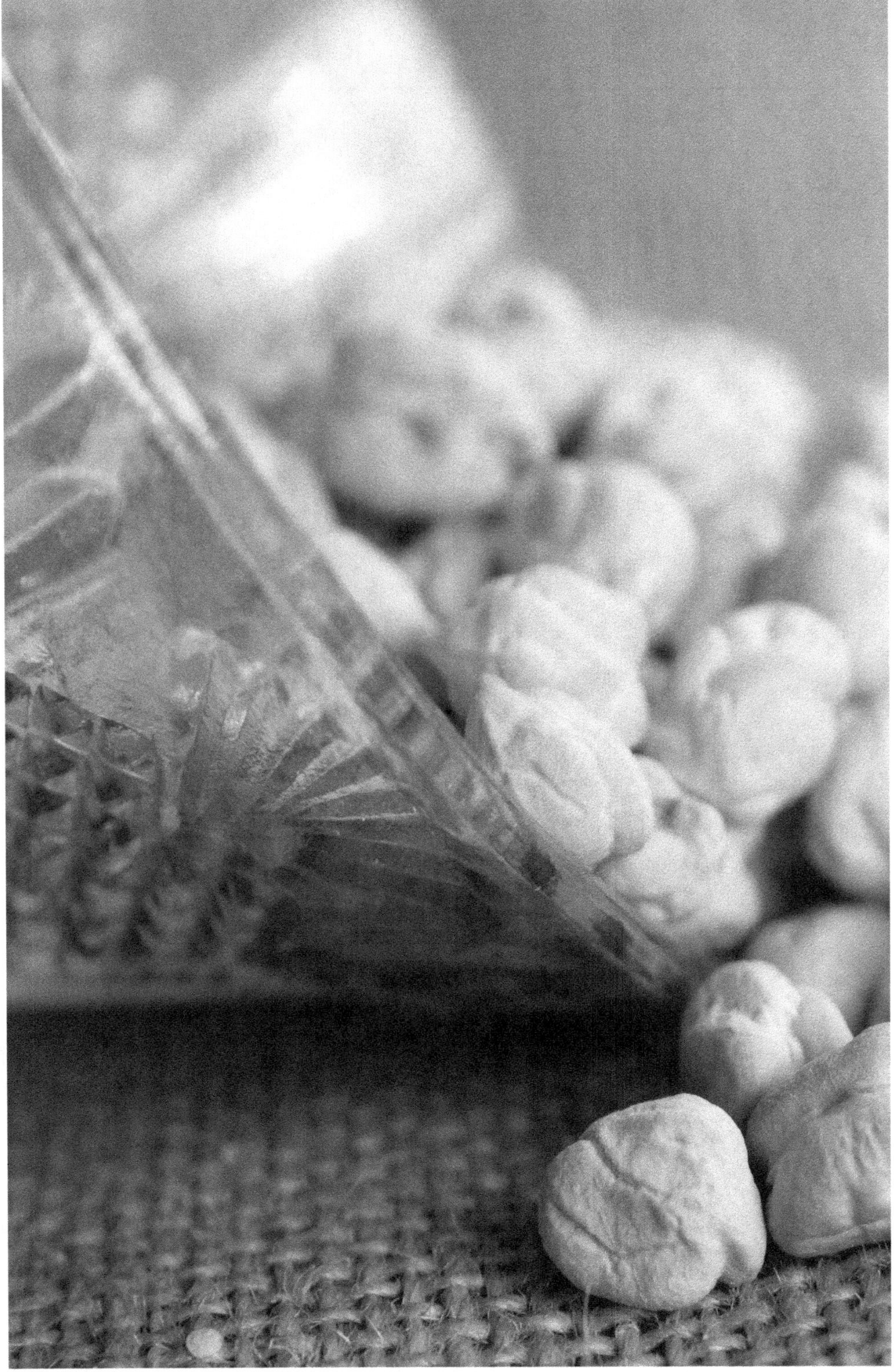

Capítulo 9. LOS GARBANZOS O LA CARNE DEL DIA A DIA.

9.1 PORQUE?

9.2 COMO COCINARLO.

9.3 LA RECETA.

Capítulo 9. LOS GARBANZOS O LA CARNE DEL DIA A DIA.

9.1 PORQUE?

Puedes **pagar 20€ por un kilo de Quínoa** o **2€ por un kilo de Garbanzos**, las características nutricionales **para nuestra salud son similares**, solo varia en el tamaño que se quedara nuestra cartera o cuenta bancaria.

⇨ **Las Garbanzos**, proceden más allá del **Mediterráneo Oriental**, de una amplia región histórica llamada **Kurdistán o patria de los Kurdos**, que con la disolución del Imperio Otomano, fue **despedazada entre múltiples países** y su **población perseguida**, que en pleno siglo XXI aun continua, con más saña inclusive, ya **sea por el ISIS yihadista en Siria** o gobiernos pseudo democráticos lindantes.

Los **Fenicios** fueron los descubridores de otra legumbre hermana, las **lentejas**, que luego exportaron al resto del mundo, en cambio, **los garbanzos**, primero fueron dados a conocer por **los cartagineses**, aunque el **Imperio Romano** los llevo hasta el resto del mundo conocido.

⇨ **Vitaminas y Minerales variadas** son parte vital de los garbanzos, pero son **sus proteínas**, con **200 gramos por** kilo, y su **fácil cultivo** con amplias cosechas por hectárea, lo que le convierten en la principal fuente de *"carne"* para **miles de millones de personas**, en este poblado planeta llamado tierra.

Las recetas en que se utilizan en la **gastronomía tradicional**, en riesgo de extinción, son varias, desde el **Puchero del Sur** o los **Callos del Centro**, o el **Cocido de Garbanzos al Norte**, pero si nuestro tiempo escasea, los **filetes de Falafel** es una buena alternativa para la semana.

Capítulo 9. LOS GARBANZOS O LA CARNE DEL DIA A DIA.

9.2 COMO COCINARLO.

El método más habitual es el **Cocido en Agua,** en **múltiples recetas tradicionales,** que ya todo debemos conocer, así que os dejara una más desconocida pero un autentico manjar culinario.

⇨ **Saltado con un par de cucharadas de AVOE o Aceite de Oliva Virgen Extra**, es otro método bastante saludable, y que a posteriori puede ser utilizado **en recetas frías** como las clásicas ensaladas.

Viejas **recetas milenarias**, como el **Hummus Romano**, regresan al Mediterráneo Occidental, procedentes de Oriente.

⇨ Lo debemos **evitar es Freírlos**, ya que absorben cantidades de aceite o **grasas engorda kilos**, aunque si alguna vez decidimos hacerlo mediante fritura, **es obligatorio** la utilización del único aceite saludable, el **Aceite de Oliva Virgen Extra** o de extracción natural.

Capítulo 9. LOS GARBANZOS O LA CARNE DEL DIA A DIA.

9.3 LA RECETA: FILETES DE FALAFEL.

4 pers. | Medio | -1 €/pers. | Tiempo: +1 hora

⇨ **Descubriendo:**

Ya sabemos que los excesos de carnes son perjudiciales para nuestra salud y bolsillo, por ello, esta receta carnívora vegetariana, a base de legumbres, es una de mis predilectas, y de paso, tienes en tu nevera un auténtico plato árabe, típico de la Gastronomía del Mediterráneo no occidentalizado.

⇨ **Utensilios:**

- Cuchillo, Espátula de madera, cucharilla y tenedor.
- Bol, platos o recipientes y fuente de barro para hornear.
- Batidora.
- Una Olla Grande con Agua y una pizca de Sal
- Sartén Mediana.

⇨ **Ingredientes:**

- 200 gramos Garbanzos secos.
- Harina garbanzo.
- 1 Cebolla morada o Blanca.
- 4 dientes de Ajo.
- 1 Limón.
- AVOE para freír.
- Cilantro Fresco o Pasta de Cilantro.
- Tahini.
- Sal Marina, Comino, Pimienta Negra y Pimentón de la Vera.

⇨ **Los Garbanzos:**

- Ponemos los **garbanzos secos en la Olla** Grandota (con agua y una pizca de sal).
- Lo **dejamos en remojo**, mínimo una noche, lo ideal unas **24 horas**.

Capítulo 9. LOS GARBANZOS O LA CARNE DEL DIA A DIA.

9.3 LA RECETA: FILETES DE FALAFEL.

⇨ **Lo Primero:**

- Encendemos la Radio con una **música alegre** de finde.
- Poner en **la encimera las hierbas aromáticas** y/o especias a utilizar, etc.
- **Lavar** la Verdura.
- Preparar una **Sartén** con dos cucharas de **AVOE.**
- Preparar la tabla de Madera con el Cuchillo para cortar.

⇨ **Preparación rapida:**

◈ Paso 1:

- Picamos la **Cebolla,** en trozos **cuadrados enanos,** y reservamos.
- **Cortamos los ajos** en tiritas pequeñas finas enanas, y reservamos.
- Si utilizamos Cilantro fresco, la cortamos en tiritas pequeñas finas enanas, y reservamos.
- Y nos ponemos con el **segundo paso.**

◈ Paso 2:

- **Escurrimos los garbanzos,** lo echamos en un cuenco y **lo trituramos.**
- **Añadimos la Cebolla y los ajos,** ya picados, al cuenco y **lo trituramos.**
- Añadimos el **Cilantro picado** (o una cucharadita de pasta de cilantro), 1 cucharadita de **Comino,** otra de **Pimienta negra,** media cucharadita de **Pimentón de la Vera** picante y
- Dos cucharaditas de **Tahini** y lo **volvemos a triturar todo.**
- Y nos ponemos con el **tercer paso.**

Capítulo 9. LOS GARBANZOS O LA CARNE DEL DIA A DIA.

9.3 LA RECETA: FILETES DE FALAFEL.

◈ Paso 3:

- Si ves que queda **demasiado blanducho**, añádele de **50 gramos de Harina** de garbanzo.
- O si lo prefieres, le añades 50 gramos de **pan rallado integral**.
- **Lo dejamos reposar un par de horas**, para que pierda parte del líquido o humedad para que se nos sea más fácil amasarlo.
- **Y** nos ponemos con el **cuarto paso**.

◈ Paso 4:

- Ya está lista para **Amasarla**, dándole forma de:
- **Bolitas o albóndigas**, echando un **trozo de masa en las manos** y **rotándolas**, hasta que sean redondas.
- **O de Filetes**, echando un buen **trozo de masa en la manos**, y aplastándolas a continuación, la **colocamos en la encimera**, la aplastamos **otro poquito**..
- **Y** nos ponemos con el **quinto paso**.

◈ Paso 5:

- **Ponemos la Sartén con mucho AVOE** a fuego medio, hasta que esté bien caliente (el aceite, jejeje).
- **Harinamos** las albóndigas o filetes con un **poquito de harina de garbanzo**, y a la Sartennn.
- Unos breves minutos, hasta que **estén doradas, dándole la vuelta con la espumadera** y la sacamos, echando otra tanda a la sartennn.
- Las **secamos con papel absorbente** y **listo para congelar** (después de que se hallan enfriado) o **para nuestro estómago** si no puedes resistir la tentación.

Capítulo 9. LOS GARBANZOS O LA CARNE DEL DIA A DIA.

9.3 LA RECETA: FILETES DE FALAFEL.

◈ CHEFeriando:

-   El **Toque Cheferil es el Tahini**, una pasta de sésamos, muy habitual en muchos platos árabes.

⇨ **Aclaraciones:**

◈ Una **Salsa de Yogurt** (ver recetas básicas) y **pan de pita**, son el complemento ideal, para estos filetones no carnívoros.

⇨ **Carrito Compra:**

◈ El **Tahini** auténtico, **sin aditivos ni extras**, ECO, puedes conseguirlo en la Sección Árabe del Carrefour de la marca **NaturGreen**, por algo más de 3€

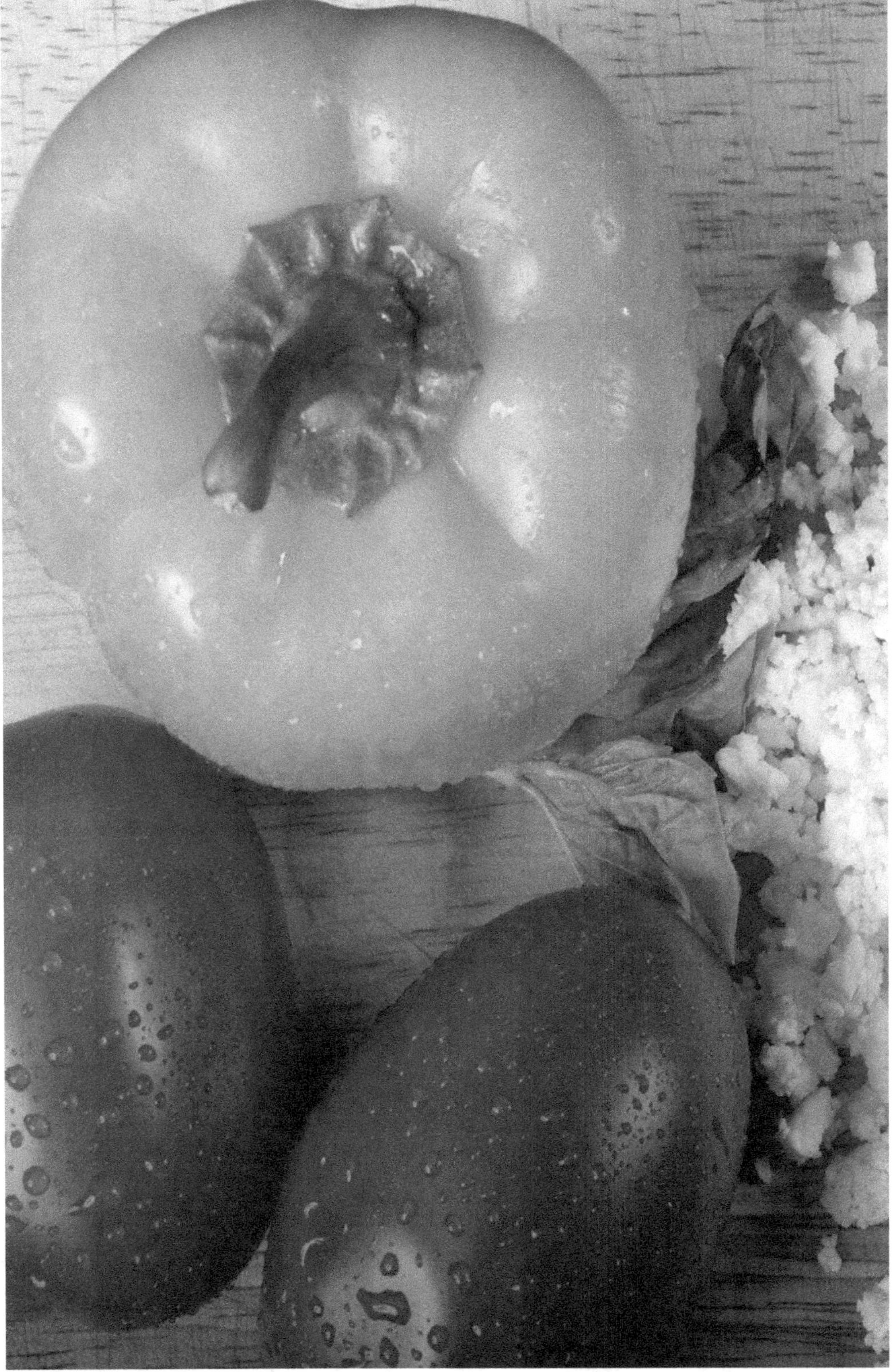

Capítulo 10. LOS PIMIENTOS ROJOS O VERDES?.

10.1 PORQUE?

10.2 COMO COCINARLO.

10.3 LA RECETA.

Capítulo 10. LOS PIMIENTOS ROJOS O VERDES?.

10.1 PORQUE?

Primos hermanos de la pimiento chile o cayena, también tienen más de **ocho mil años de historia** en los fogones **de las Américas**, es traído por los **conquistadores españoles a esta España Imperial**, y desde ahí, se expandió **al resto de Europa** y Asia, siendo China el mayor productor y consumidor del mundo.

⇨ También es **llamado Pimiento morrón**, que recién recolectado **es verde**, y pasados unos días mutan de color al rojo, y en ocasiones al amarillo, careciendo del picor o picante de sus primos, siendo llamados en las Américas **Ají dulce**.

Es rico en **minerales y vitaminas**, aportándonos **mas Vitamina C** que las **afamadas naranjas**, e ingentes cantidades de **Potasio**, elemento en el **crecimiento, en el desarrollo muscular y óseo**.

⇨ **El Licopeno**, forma parte de la **composición de los pimientos**, siendo un **antioxidante muy poderoso**, que nos protege de múltiples enfermedades, y previene el envejecimiento prematuro.

Existen **botecitos a 10€** de licopeno, pero **más barato y saludable** es **consumirlo** mediante esta hortaliza llamada **pimientos verdes u rojos**.

⇨ **Un autentico Súper Alimento**, a 2€ el kilo, que nada tiene que envidiar a otros que su precio se multiplica por diez.

Capítulo 10. LOS PIMIENTOS ROJOS O VERDES?.

10.2 COMO COCINARLO.

El método por el cual se conserva **mayor cantidad de** proteínas es **consumiéndolas crudas**, en ensaladas, habitual en el recetario del Mediterráneo Oriental, como la típica Ensalada Griega

⇨ **Asado al Horno,** para formar parte del antiguo recetario andalusí, apero ya consumido en múltiples regiones, la ensalada de pimiento asados.

Los **Pimientos rellenos y asados al Horno**, es una de esas **deliciosas gastronómicas**, que debemos preparar, y si somos unos anti chef, probar en algún restaurante, pero si os animáis, os dejo una receta de ello, en este caso, **al estilo búlgaro**.

⇨ Lo debemos **evitar es Freírlas**, ya que absorben cantidades de aceite o **grasas engorda kilos**, aunque si alguna vez decidimos hacerlo mediante fritura, **es obligatorio** la utilización del único aceite saludable, el **Aceite de Oliva Virgen Extra** o de extracción natural.

10.3 LA RECETA: PIMIENTOS RELLENOS AL ESTILO BULGARO.

4 pers. | Fácil | +1 €/pers. | Tiempo: +60 min.

⇨ **Descubriendo:**

Los Pimientos Rellenos, son otro clásico de la Gastronomía del Levante, copiados por los pueblos de Los Balcanes, de su antaño Conquistador, el Imperio Otomano.

El Arroz, ya cocido, forma **parte obligatoria de su relleno** o masa.

⇨ **Utensilios:**

- Cuchillo, Espátula de madera, cucharilla y tenedor.
- Bol, platos o recipientes.
- Sartén
- Horno.

⇨ **Ingredientes:**

- ¼Kg. de Carne picada, de Cerdo
- 8 Pimientos grandes, ya sean Rojos, Verdes o Amarillos
- 150 gramos de Arroz cocido, tipo Basmati.
- 1 Cebolla mediana.
- 1 Zanahoria.
- 1 Tomate maduro.
- ½ cucharadita de Pimentón de la Vera Dulce.
- ½ cucharadita de Pimentón de la Vera Picante.
- ¼ cucharadita de Ajedrea.
- Pimienta y Sal, a gusto.
- Aceite de Oliva Virgen Extra AVOE.
- 50 gramos de Harina.
- Agua y/o Vino Blanco.

Capítulo 10. LOS PIMIENTOS ROJOS O VERDES?.

10.3 LA RECETA: PIMIENTOS RELLENOS AL ESTILO BULGARO.

⇨ **Lo Primero:**

- Encendemos la Radio con una música alegre de finde.
- Poner en la encimera las hierbas aromáticas y/o especias a utilizar, etc.

⇨ Preparación:

◈ **Previo**:

- **Cocemos el Arroz Basmati en la Olla Arrocera**, con 100 gramos, tendremos más que suficiente, solo recuerda, la **misma cantidad de arroz que de agua**.
- **Reservamos** el Arroz, ya cocido.

◈ **Paso 1:**

- **Pelamos y Cortamos** en tiras cortas, muy finas, **la Cebolla**, y reservamos.
- **Pelamos y Cortamos** en trozos cuadrados, muy pequeños, la **Zanahoria**, y reservamos.
- **Pelamos y Cortamos** el **Tomate** maduro, en trozos cuadrados súperpequeños, y reservamos.
- **Cortamos la parte Superior** o Cabeza de los **Pimientos**, y la tiramos.
- **Limpiamos** bien el **Cuerpo de los Pimientos**, quitándole semillas, lavándolos y **reservándolo**.
- **En un Bol** o plato pequeño, añadimos los 50 gramos **de Harina**, y reservamos.
- Y nos ponemos con el **segundo paso**.

10.3 LA RECETA: PIMIENTOS RELLENOS AL ESTILO BULGARO.

◈ **Paso 2:**

- **Echamos en una Sartén** mediana, dos cucharadas de **AVOE o Aceite** de Oliva Virgen Extra, y la colocamos **al Fuego**, medio bajo.
- **Añadimos la Cebolla**, pochándola o dorándola unos minutos.
- **Añadimos** los trozos de **Cebolla**.
- **Añadimos** los trozos de **Tomate**.
- **Añadimos la Sal Marina**, con ½ cucharadita suele ser suficiente, pero es cuestión de gusto, y si nos apetece, un poco de pimienta negra.
- **Removemos unos cinco minutos**, hasta que empiecen a ponerse blanditas, o pochadas.
- Y nos ponemos con el **tercer paso**.

◈ Paso 3:

- **Añadimos la Carne picada de Cerdo**, removiéndola un par de minutos.
- **Añadimos el Arroz Cocido**, removiéndolo un par de minutos.
- **Añadimo**s la ½ cucharadita de **Pimentón de la Vera Dulce**.
- **Añadimos** la ½ cucharadita de **Pimentón de la Vera Picante**.
- **Añadimos** la ¼ cucharadita de **Ajedrea**.
- Y nos ponemos con el **cuarto paso**.

◈ **Paso 4:**

- **Removemos todo muy bien**, unos minutos, hasta que **la Carne**, empiece a **cambiar de color**, a ese doradito, que con sus aromas, nos harán paladear.
- **Retiramos** la Sartén del Fuego**, y reservamos la mezcla o relleno**.
- Y nos ponemos con el **quinto paso**.

Capítulo 10. LOS PIMIENTOS ROJOS O VERDES?.

10.3 LA RECETA: PIMIENTOS RELLENOS AL ESTILO BULGARO.

◈**Paso 5:**

- Y ahora lo difícil, con **una mano sujetamos Un Pimiento.**
- **Con la otra mano**, sostenemos **una cuchara**, con la cual vamos cogiendo **parte de la mezcla o relleno**, que introducimos **en el interior del Pimiento.**
- **Repetimos el paso anterior**, hasta que el Pimento, este casi arriba, relleno de la masa o mezcla, y reservamos.
- **Hacemos lo anterior con todos los Pimientos.**
- Y nos ponemos con el **sexto paso.**

◈**Paso 6:**

- **Sumergimos la parte superior de los Pimientos**, por donde pusimos la mezcla o relleno, en el **Bol de Harina.**
- **Repetimos el proceso**, con todos los Pimientos, con el objetivo de sellar o protegerlo, al realizar su cocción.
- Y nos ponemos con el **séptimo paso.**

◈**Paso 7**:

- **Encendemos el Horno**, a 180 grados.
- **Colocamos los Pimientos**, en una **Fuente**, grandota, de Barro,
- Echamos **medio vaso de Agua** por encima, un máximo de 100cc, aunque si lo prefieres, puedes utilizar vino blanco.
- Colocamos **la Fuente en el Horno**, ya calentado.
- **Lo dejamos Hornear**, como mínimo **30 minutos**, hasta que los Pimientos, por su exterior, **empiecen a quemarse un poquito,**
- Y nos ponemos con el **octavo paso.**

◈**Paso 8:**

- Y listo, a **comer.**

Capítulo 10. LOS PIMIENTOS ROJOS O VERDES?.

10.3 LA RECETA: PIMIENTOS RELLENOS AL ESTILO BULGARO.

⇨ **Aclaraciones:**

◈ **La Paprika**, o pimentón húngaro, es equivalente al Pimentón de la Vera, Ahumado, Semi Picante, por ello, en cualquier lugar del mundo, se utiliza una mezcla de 50% dulce y 50% picante, como es el caso de Bulgaria.

◈ **La Ajedrea,** es otra de las claves de este plato, que con una cocción en una Cazuela de Barro, y su paso por el Horno, harán que sea un auténtico plato de la Gastronomía Búlgara.

◈ La tercera de las claves, es utilizar un **Arroz de Calidad**, tipo **Basmati**, que es **bajo en carbohidratos**, y si **es Integral**, mejor aun.

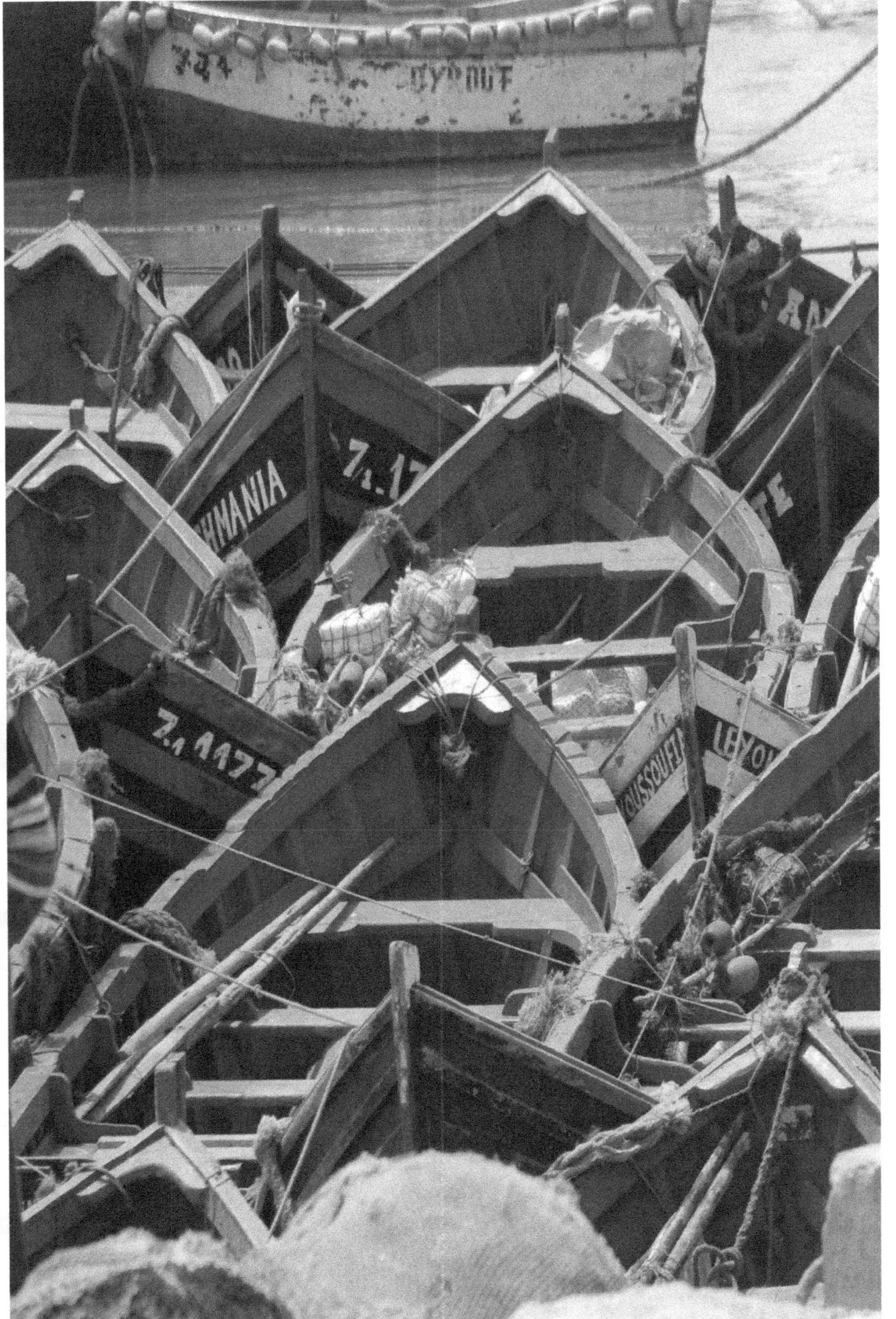

Capítulo 11. LAS CABALLAS O FULL OMEGA 3.

Capítulo 11. LAS CABALLAS O FULL OMEGA 3.

11.1 PORQUE?

Las **Caballas,** un **pescado azul** auténtico, del Mar, y de tamaño pequeño, es el **Rey del Omega 3**, que comparte **trono con el Aceite de Oliva Virgen** Extra, aunque hay otros alimentos que también lo llevan de manera natural, sus precios se disparan, sobre todo en verano.

⇨ Que **decir del Omega 3**, un **antioxidante natural,** luchador innato **contra las enfermedades cardiacas** como el infarto, pero su **mayor labor** se realiza en ese delicada **maquina llamada cerebro.**

Niveles bajos de Omega 3, están **asociados a enfermedades** como la **Depresión**, falta de capa acidad **de Concentración** y escaza **fluidez Intelectual,** como diría mi amigo Alfonso.

Es **imposible llevar una vida activa** sin un **consumo alto de Omega 3**, y podemos gastarnos **un par de euros semanales en Caballas** o 20€ en **botecitos pastilleros**, ya es decisión personal, pero es **algo que debemos hacer,** si o si.

⇨ **Las Caballas** son uno de los **grandes Súper Alimentos**, que podemos encontrar a precio de saldo en **Supermercado y Pescaderías.**

Capítulo 11. LAS CABALLAS O FULL OMEGA 3.

11.2 COMO COCINARLO.

El método por el cual se conserva **mayor cantidad de** proteínas es **consumiéndolas cocidas,** en el clásico **cocido de pescado,** aunque es habitual aun verlas en **escabeche o marinado,** pero ya **procesadas y enlatadas,** algo no muy aconsejable para una dieta equilibrada.

⇨ Caballas **Asadas al Horno,** es mi favorita, compitiendo con las sardinas, también full omega 3, pero **que en verano,** con tanto turismo, se ponen a **precios prohibitivos para el bolsillo popular.**

Mucho **Sodio y Potasio** nos aporta las caballas, además de pequeñas cantidades **de Calcio, Hierro o Magnesio,** aparte de pequeñas cantidades de **vitaminas.**

⇨ Lo debemos **evitar es Freírlas,** ya que absorben grandes cantidades de aceite o **grasas engorda kilos,** aunque si alguna vez decidimos hacerlo mediante fritura, **es obligatorio** la utilización del único aceite saludable, el **Aceite de Oliva Virgen Extra** o de extracción natural.

Capítulo 11. LAS CABALLAS O FULL OMEGA 3.

11.3 LA RECETA: CABALLA AL HORNO.

4 pers. | Fácil | +1 €/pers. | Tiempo: 45 min.

⇨ **Descubriendo:**

Las **Caballa,** un **pescado azul** auténtico, del Mar, tamaño pequeño y a un precio económico (2€ a 4€ Kg), es el sustituto **ideal en verano**, de las Sardinas, que triplican su precio...

⇨ **Utensilios:**

- Cuchillo, Tijeras, Espátula de madera, cucharilla y tenedor.
- Bol, platos o recipientes.
- Una Olla.
- Fuente de Barro para hornear.

⇨ **Ingredientes:**

- 4 Caballas.
- 1 Cebolla Blanca.
- 1 Tomate grandote.
- 1 Yuca (1/2 kg). Opcional
- 1 Limón.
- 2 dientes Ajo.
- 4 a 6 cucharadas de AVOE.
- Sal Marina, Pimienta Negra y/o Blanca, Pimentón de la Vera.

⇨ **Lo Primero:**

- Encendemos la Radio con una **música alegre** de finde.
- Poner en **la encimera las hierbas aromáticas** y/o especias a utilizar, etc.
- Preparar una **Olla** grandota con dos cucharas de **AVOE** y una pizca de Sal.

Capítulo 11. LAS CABALLAS O FULL OMEGA 3.

11.3 LA RECETA: CABALLA AL HORNO.

- Preparar una **Fuente** de Barro para **Hornear** con dos cucharas de AVOE y una cucharadita de **Sal, bien repartida por toda la fuente.**

⇨ **Preparación rápida:**

◈ Paso 1:

- **Limpiar la Caballa,** eso no es un ningún problema, en el Súper o Pescadería, simplemente **diciendo, "quítame las tripas",** te lo hacen de manera gratuita.
- Si las compramos en el Mercado tradicional, que cuestan más baratas, quizás **no incluyan el limpiarlas,** por lo cual **aprenderemos a hacerlo** a continuación:
- Hacemos **un corte** (con cuchillo o tijeras) **debajo de la cabeza** por la zona de la barriguita, y continuamos hasta cerca de la cola.
- Metemos **los dedos** (si somos escrupulosos como mi amiga Berni, puedes utilizar guantes de plástico, jejeje), desde la **parte superior** de la cabeza, y vamos **arrastrándolo todo,** hasta el final.
- Y **sacamos todo** lo arrastrado, **tirándolo.**
- **Limpiamos bien con agua** la caballa.
- **Opcional,** aunque perderás parte del sabor al cocinarlas, es cortar la cola y la cabeza, con un cuchillo.
- Y nos ponemos con el **segundo paso.**

◈ Paso 2:

- Ponemos al **Fuego,** la **Olla.**
- **Echamos el tomate** a la olla, unos cinco minutos.
- Pelamos **la Yuca** cortando en **rodajas finas** (de 1cm), y reservamos.
- **Cortamos la Cebolla** en rodajas finas, y reservamos.
- **Cortamos los ajos** en tiritas pequeñas finas enanas, y reservamos.
- **Cortamos medio limón** en rodajas superfinas.
- Sacamos el **Tomate de la Olla,** le quitamos la piel, y **lo cortamos en trozos** cuadrados normalitos (3cm) y reservamos.
- Y nos ponemos con el **tercer paso.**

Capítulo 11. LAS CABALLAS O FULL OMEGA 3.

11.3 LA RECETA: CABALLA AL HORNO.

◈ Paso 3:

- **Echamos la Yuca cortada** en rodajas finas a la Olla, unos cinco minutos.
- Ponemos el **Horno a 200 grados**, con temperatura por arriba y abajo.
- **Preparamos la Fuente** para Hornear, asegurándonos que el **aceite se halla extendido** por toda ella, y que estén **bien repartida la Sal**
- **Y** nos ponemos con el **cuarto paso.**

◈ Paso 4:

- **Encima** de la **Fuente de Barro** Hornera, vamos poniendo **una capa de rodajas de yuca** (que vamos sacando con una espátula de la Olla).
- Encima de la Yuca, **las rodajas finas de Cebolla** y los **trozos de Tomate,** sin olvidar el ajo.
- Por fin **ponemos las Caballas,** dentro de las cuales si son grandes, unas **rodajitas de limón.**
- Echamos una **cucharadita de sal, media cucharadita de pimienta** y/o pimentón de la vera y el **zumo de medio limón.**
- Y un **buen chorreón** (de 4 a 6 cucharadas) de **AVOE.**
- **Y** nos ponemos con el **quinto paso.**

◈ Paso 5:

- **Colocamos la Fuente** de Barro **en el Horno,** bajándolo a unos 180 grados.
- Nos damos un paseo **de unos 10 a 15 minutos** (si son pequeñas un poquito menos, y las grandazas un poco más), **para descansar del estrés lunil.**
- Pasado este merecido descanso, **damos la vuelta a las caballas en el Horno** (con cuidado de no romperlas, y no quemarnos), **con ayuda de un trapo húmedo y un par de espátulas.**
- Nos quedan otros **10 a 15 minutos** (si son pequeñas un poquito menos, y las grandazas un poco más), **durante ese tiempo, preparamos** una Macro Ensalada de un mínimo **de cinco ingredientes** (tomate, lechuga, pepino, zanahoria, cebolla, aceitunas, queso fresco, etc.).

Capítulo 11. LAS CABALLAS O FULL OMEGA 3.

11.3 LA RECETA: CABALLA AL HORNO.

- **Y** nos ponemos con el **sexto paso**.

◈ Paso 6:

- Comprobamos que las caballas **estén un pelín quemadas por arriba.**
- **Retiramos** la fuente del horno **sin quemarnos** (un trapo húmedo es un buen remedio casero) .
- Y listo! ya están preparadas para **emplatar,** o si lo prefieres, puedes presentarlas en la **misma Fuente Hornera,** eso sí.
- **Decorándolas** con un poco de **perejil picado** y un **chorreón de AVOE,** si eres muy aceitero, o si se te quemaron en demasía.
- A comerrr con un buen trozo de pan integral auténtico.

◈ CHEFeriando:

- **Quitarles las espinas,** además de la cabeza y cola, colocándolo en un plato bonito, es el truco cheferil para poder cobrar en los restaurantes, cinco o seis euros, por una **caballa que no llega a 1 euro por unidad,** jejeje.

⇨ **Aclaraciones:**

◈ La **Yuca,** pariente lejana de la patata, es rica en nutrientes, pero **baja en carbohidratos,** es una alternativa perfecta, para sustituir esa manía patatil engordakilos, pero recuerda, **es obligatoria cocerla,** sino tendrás problemas con tu estómago.

◈ Si tienes las **caballas en el congelador,** antes de salir de casa por la mañana, ponlas en la nevera, para que se **descongelen de manera natural.**

Capítulo 11. LAS CABALLAS O FULL OMEGA 3.

11.3 LA RECETA: CABALLA AL HORNO.

⇨ **Carrito Compra:**

◈ La**s Caballas,** si hay **muchas, suelen ser frescas**, porque se han pescado una gran cantidad esa noche pasada, siendo su precio bastante bajo, de 2€ a 4€ el kg.

◈ La **Yuca,** la puedes comprar en cualquier Súper o Frutería por unos 2€ el Kg.

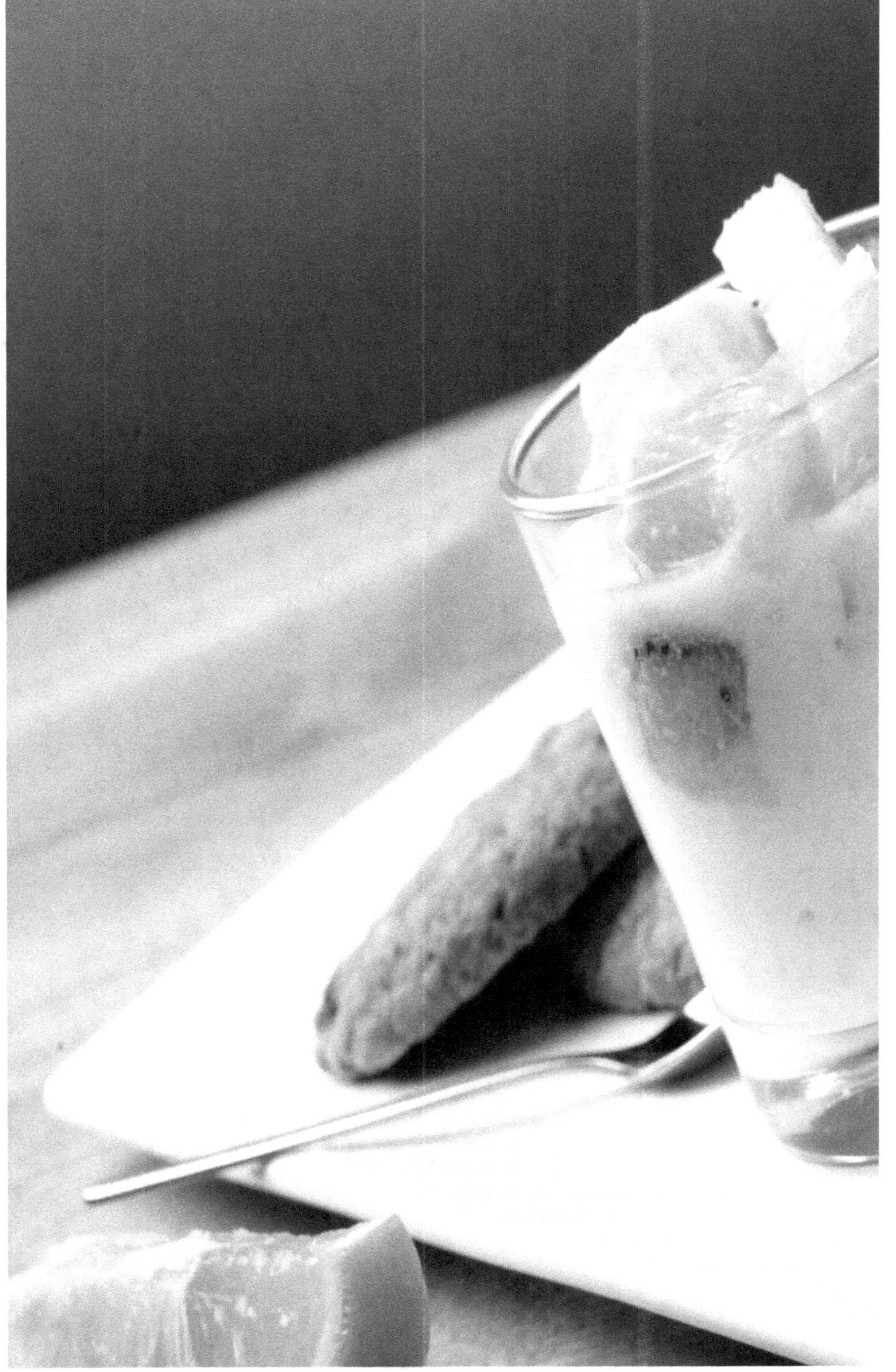

Capítulo 12. LACTEOS FRESCOS Y NATURALES.

12.1 PORQUE?

12.2 COMO COCINARLO.

12.3 LA RECETA.

Capítulo 12. LACTEOS FRESCOS Y NATURALES.

12.1 PORQUE?

Los Lácteos (Leche, Yogurt y Queso) son solo **producidos por los mamíferos,** como la **Vaca**, la **Oveja** o **la Cabra**, y en contra de la opiniones de moda, las **plantas u arboles NOOO**, aunque ponga en las **etiquetas Leche de Soja**, Leche de Almendra o Leche de Extraterrestre...

⇨ Entre los **Lácteos reales,** los procedentes de Cabra, seguidos por los de Oveja, **son los más saludables,** pero tienen un pequeño inconveniente, tienen niveles muy **altos de ácidos grasos saludables,** que son necesarios para nuestra dieta pero si hacemos una vida muy sedentaria, nos hará engordar un poquito.

Si realizamos una vida activa, como debería ser, los de cabra u oveja son los mejores, pero si **somos muy sedentario** y no realizamos ninguna activa física, **los de vaca** serian la alternativa más adecuada.

Los beneficios *de los lácteos son casi infinitos*, por sus niveles de calcio, que favorecen **el crecimiento** o la prevención de la **osteoporosis,** sus gran cantidad **de vitaminas** o sus **proteínas de calidad** con todos los **aminoácidos necesarios para la vida.**

⇨ **Dos raciones diarias es lo idóneo, una de leche y la otra de queso fresco o yogurt natural,** y aquí nos encontramos con la mayor dificultad, encontrarlos de una calidad nutricional adecuada, pues la mayor parte es directamente basura industrializada.

Leche fresca, entera, de la que está en la **sección de refrigerados** de los supermercados, solo la encontramos a un precio razonable en el **Aldi, Carrefour y Lidl,** los **demás venden procesadas o de cartón,** hervidas a 200 grados, que ya han **eliminado todas las bacterias,** inclusive las saludables, que son las que **protegen a nuestro sistema inmunológico** de numerosas enfermedades.

Queso fresco y natural, están **escondidos en un sinfín de productos,** alguno **insanos** y otros **altos ácidos grasos** que nos engordaran, pero la manera más sencilla de adquirirlos, es comprar los que ponen: **Queso fresco de Burgos.**
Con respecto a los yogures, es más difícil aun, pues casi **todos llevan aditivos, azucares** y un millón de extras mas, debemos buscar los que pongan **Yogurt Natural** (sin azúcar) y leer a continuación las etiquetas minúsculas, para

comprobar que **está hecho de leche entera**, pues lo habitual es que sean de leche desnatada procesada, los **yogures ecológicos gutbio de Aldi**, son de los **mejores del mercado**, aunque si somos fanáticos de este tipo de lácteo o pertenecemos a una **familia numerosa**, la mejor alternativa seria comprar una **yogurtera y hacerlos en casa**.

⇨ **España está** considerada entre los países de Europa **con peor calidad en los lácteos**, pero a precios idénticos a otros países...

Capítulo 12. LACTEOS FRESCOS Y NATURALES.

12.2 COMO COCINARLO.

Si adquirimos **L**eche Fresca o refrigerada, que es la que se debería consumir regularmente, como en países avanzados como Alemania, **el hervirlas en casa 100 grados es obligatorio.**

⇨ **Los Quesos frescos** deben ser **consumidos directamente**, sin ningún proceso extra, pero en el caso de los **Yogures**, también podemos prepáralos como **salsas de acompañamiento**, y en este caso, os dejo una receta súper saludable, la **Salsa Tzatziki o Griega.**

Capítulo 12. LACTEOS FRESCOS Y NATURALES.

12.3 LA RECETA: SALSA TZATZIKI DE YOGURT.

4 pers. | Fácil | -1 €/pers. | Tiempo: 15 min.

⇨ **Descubriendo:**

La **Salsa de Yogurt,** que con diferentes nombre se extiende por todo el Mediterráneo Gastronómico**, Tzatziki en Grecia o Cacik en Turquía**, aunque de uso extendido en Oriente Medio, llamada **Laban en Siria** y quizás la receta original proceda de la **lejana India**, donde es llamada **Raita**.

El **Yogurt, natural y sin aditivos,** con bacterias naturales supersanejas**,** con altos niveles de **calcio** (que nos hace ser más altos), y consumido desde hace milenios, sólo **se diferencia del Yogurt Griego,** es que conserva esa agua o liquidito semi transparente, es decir, **dos yogures naturales que le quitas el liquido y lo aplastas un poco**, es lo que conocemos **como Griego.**

⇨ **Utensilios:**

-   Cuchillo, Espátula de madera, cucharilla y tenedor.
-   Bol, platos o recipientes.

⇨ **Ingredientes:**

-   2 Yogures Griegos.
-   1 Pepino pequeño rallado o ½ pepino grande rallado.
-   1 diente de ajo.
-   1 cuchara de AVOE.
-   1 pizca de Sal Marina.
-   1 pizca de Pimienta Negra o Blanca.
-   Opc. ½ Zumo Limón, Unas Hojas de Menta y/o Orégano, Una pizca de Jengibre y de Comino.

Capítulo 12. LACTEOS FRESCOS Y NATURALES.

12.3 LA RECETA: SALSA TZATZIKI DE YOGURT.

⇨ **Lo Primero:**

- Encendemos la Radio con una **música alegre** de finde.
- Poner los Yogures, Ajo, Limón, AVOE, y **las hierbas aromáticas** y/o especias, en **la encimera a** utilizar.
- Preparar la tabla de Madera con el Cuchillo para cortar.

⇨ **Preparación rapideja:**

◈ Paso 1:

- **Pelamos el pepino, y lo rallamos muy fino**, con nuestro ultra moderno rallador del Chino de 1€.
- **Picamos en cuadraditos** súper pequeñajos el ajo.

◈ Paso 2:

- En el Bol o Cuenco **añadimos los dos Yogures** y lo removemos un minutito.
- **Añadimos el ajo picado, el pepino rallado y el AVOE,** removiéndolo otro minutito.
- Echamos la pizca de Sal, la de Pimienta, removiéndolo otro minutito, hasta hallar el sabor y aroma que más os guste.

◈ Paso 3

- Y listo para Guardar o Neverear o Estomaguear.

Capítulo 12. LACTEOS FRESCOS Y NATURALES.

12.3 LA RECETA: SALSA TZATZIKI DE YOGURT.

◈ El Toque CHEFerino:

- Si quieres un **aroma más turkish**, le podemos añadir unas hojitas superpicadas de **menta**, o si prefieres el aroma "made in Grecia" le añadiremos unas hojitas superpicadas de **orégano,** en cambio si quieres hacer **la receta orígen o Raita** "made in India", añádelo una pizca de **jengibre molido y comino molido**, sobre gustos no hay nada escrito, **yo prefiero** echarle un **poco de zumo de limón**, aunque a muchos no les gusta dicho sabor algo agrio, jejeje.

⇨ **Aclaraciones:**

◈ Al llevar yogurt, no lo dejes mucho tiempo en la nevera, lo ideal es consumirlo en un par de días.

⇨ **Carrito Compra:**

◈ El **Yogurt, natural y sin aditivos,** son bacterias naturales supersanejas con altos niveles de **calcio** (que nos hace ser más altos), y en las regiones perdidas donde **existen muchas personas centenarias,** siempre tienen en común que **consumen a diario Yogurt Natural** (no confundirlo con los marqueros que nos venden en los Súper), aunque, eso sí, **conseguirlos es un sufrimiento**, pues casi todos son procesados, ya valgan a 0,1€ o a 1€.

◈ El **Pepino,** está disponible de **Abril a Octubre** como buen producto de temporada, el **resto del año** también se puede comprar, pero es de **invernadero criados con foquitos,** que hace que tenga menos vitaminas y minerales, pero siempre tendrán pocas calorías y con efecto saciante.

Capítulo 13. REPASANDO

13.1 REPASANDO

Súper Alimentos que nos hacen **Adelgazar**, lo podemos comprar por poco más **de un euro el kilo**, en los **Supermercados o Tiendas de Barrio**, pero tantas **modas televisivas**, tratan **de imponernos** su productos, carísimos...

⇨ **Bulos y Modas**, todos ellos **carísimos y a veces ruinoso** para nuestra cartera, desde la Quínoa hasta las Semillas de Chía, pasando por la Espelta, sin olvidar **tanto Bio, Eco o Natural**, que viene **plastificado desde grandes fabricas industriales**, que de esas características, solo **tienen la publicidad televisiva**, solo para sacar provecho económico de un **grave problema**, la Obesidad.

Ya más de un **50% de la españoles** tiene problemas con el sobrepeso, o como dicen algunos, **OBESIDAD**, y solo hay un país que nos sobrepase, Estados Unidos, pero a este ritmo por poco tiempo.

⇨ Con **estos diez alimentos tradicionales del Mediterráneo**, podremos **mejorar rápidamente nuestra salud, adelgaza**r y sin afectar a nuestro **presupuesto familiar**...